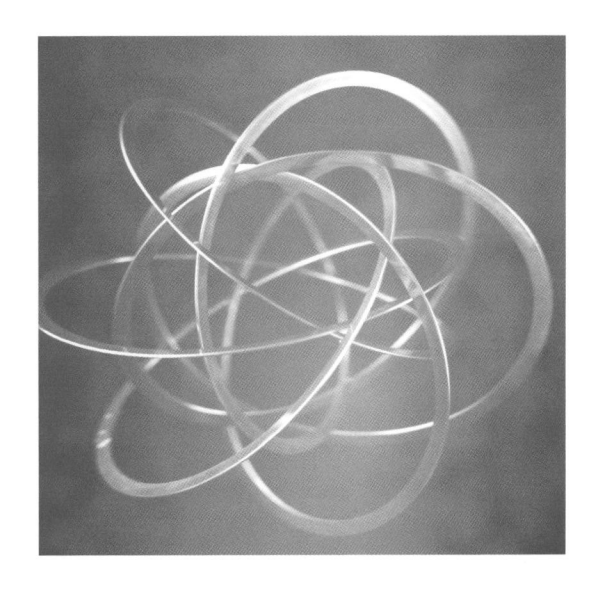

CD-ROMでマスターする
舌診の基礎

著=高橋楊子

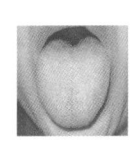

東洋学術出版社

カバー
表紙デザイン　　山口　方舟

序

「望而知之謂之神*」（望診で病の因を知ることができるのが優秀な医者である）
ぼうしん

　これは，私が中医学の道を歩み始めたときに真っ先に学んだ言葉です。その後，中医診断学を専門として，研究や臨床に携わり，ますますこの言葉の重みを感じてきました。
　古今東西の医学の淵源を探ってみると，最初の診断術は患部を含むからだ全体を観るものでした。ところが，近代科学技術の発展にともない，西洋医学はいつの間にか患者を観る代わりに，検査機械に頼って病を診ることが多くなりました。患者が「3分くらいの診療のあいだ，医師はパソコン画面のカルテを見ながら問診をしたり説明をしたりしたが，最後まで自分の顔をよく見ていなかった」と不満をこぼすことも少なくありません。確かに時間の限られた数分の診療では，じっくり患者を観察することは難しいかもしれません。しかし，患者の生の状態を自分の目でよく観察しなければ，機械的検査だけでは測れない病の真実を見落してしまうのではないかと思っています。
　中医学は，からだ全体の繋がりを非常に重視する医学です。ですから，病の診断は患者が診察室の戸を開けて入ってくる瞬間の望診から始まります。患者の体格，歩き方，姿勢，そして顔色，皮膚や毛髪の状態など。なかでも舌の色や状態をじっくり観察する舌診が望診術の基本となります。
　舌はその組織的構造の特徴から，敏速かつ忠実に体内の状況が反映されます。そのため昔から舌は「内臓の鏡」と呼ばれ，「健康のバロメーター」として知られています。正しく診断ができ，早く治療効果を得るためには，いかに舌を的確に観察し，病のサインを迅速かつ正確に読み取れるかが大切です。しかし，実際にその術をマスターすることは容易なことではありません。言葉で舌の様相や色調に対する指導を受けていても，実際の舌を見なければ理解できないところがあるうえ，臨床の場で舌診の経験を積み重ねなければ，舌に含まれる豊富な情報を的確に捉えることはできません。私はここ20年あまり，中医診断の講演を続けてきましたが，いつも舌の様相や色調などを説明する難しさを感じてきました。そのため舌の写真が豊富にあり，さらに症例も付加された教材が必要だと痛感していたのです。
　以前より，東洋学術出版社の山本勝曠社長から舌診の本を書いてみないかとお話しをいただいていました。数年をかけ，かなりの数の舌の症例写真が集まったので，このたびこれまでの自分の研究や講演の内容と合わせて，本書を作ることを決意しました。
　本書と付属のCD-ROMの制作・出版にあたっては，東洋学術出版社の山本社長の深いご理解と，井ノ上匠編集長のたいへんなご助力をいただきました。特に本書にCD-

ROMを付けて，その中に多数の症例付きの舌の写真を収め，自由に検索，学習ができ，間違いやすい舌の区別や弁証論治のトレーニングもできるようにしようとの有益なご提案もいただきました．付属CD-ROMの制作ははじめての挑戦でしたが，井ノ上編集長のご尽力もあり，ようやく予想以上のすばらしい教材ができるに至りました．改めて心より深く感謝申し上げます．また，中国や日本で舌の写真を快く撮らせてくださった多くの方々の協力なしには，本書は誕生しませんでした．本当にありがとうございました．さらに，公私にわたりさまざまな励ましとご助言を賜りました上海中医薬大学の費兆馥教授にも心より御礼を申し上げます．

　みなさまが望診の最も重要な部分である舌診をマスターされる際に，本書と付属CD-ROMがお役に立てば何よりうれしく思います．

　最後にこの本を手にされたみなさまに，次の言葉を送らせていただきます．

　　　望―知―謂―神

高橋楊子
2007年3月
桜の満開を待つ季節に

＊『難経』六十一難「経言望而知之謂之神，聞而知之謂之聖，問而知之謂之工，切脈而知之謂之巧」

本書と付属 CD-ROM を使うにあたって

●本書の特徴

　本書は，付属の CD-ROM によって，舌診を独習できるようにしたことが特徴です。初学者の方が，繰り返し学習することで，舌診の基礎をマスターできることを目標としています。

　著者の高橋楊子先生は，中国の代表的な診断学研究室である上海中医薬大学中医診断学研究室の出身で，張伯訥教授（故人），費兆馥教授のもとで研究されてきました。したがって，内容的にも確かであり最高のテキストになっています。

●書籍部分について

　書籍部分は，大きく［概論］と［各論］の2篇に分かれています。概論では，舌診の全体にわたってその大要がつかめるよう概説しています。各論では，各舌にそれぞれ写真を付け解説するとともに，その舌にさまざまな要素が加わることで，どのような診断意義があるかを解説しています。さらに「舌診の実際」では，舌写真が付いた10症例を提示して，舌診の臨床応用法について紹介しています。

　また，難解な用語には，文中に*のマークを付け，近い場所にそれぞれ解説しました。

● CD-ROM について

　付属の CD-ROM には，症例付きの舌写真が103症例分，収録されています。CD-ROM は大きく［資料篇］と［トレーニング篇］に分かれており，［資料篇］では，収録されている舌をカテゴリー別に選択して見ることができます。［トレーニング篇］では，紛らわしい舌などの鑑別トレーニングを行うことができます。操作方法については，本書65頁の「CD-ROM の使い方」をご覧ください。

　なお，パソコン画面の環境・設定の違いにより，色が正しく表示されないことが考えられます。本書に掲載した舌写真を参考に，画面の色の調整を行ってください。調節方法については各パソコンの指示書に従ってください。

（編集部）

もくじ

序 …………………………………………………………………………… i
本書と付属 CD-ROM を使うにあたって …………………………… iii
舌のチャート ……………………………………………………………… vi
「舌のチャート」舌象対応表 …………………………………………… viii

概　論

はじめに …………………………………………………………… 3
1　舌診の歴史 …………………………………………………… 3
2　舌と臓腑・機体との関係 …………………………………… 4
3　舌診の臨床的意義 …………………………………………… 6
4　舌の組織構造 ………………………………………………… 8
5　舌診を行う際の注意事項 …………………………………… 9

各　論

【1】舌質の望診 …………………………………………………… 13
1　舌神 …………………………………………………………… 13
　　　有神舌　13　　　　無神舌　13
2　舌色 …………………………………………………………… 14
　　　淡紅舌　14　　　　淡白舌　15　　　　紅舌　16
　　　絳舌・紅絳舌　17　　紫舌　18　　　　青舌　20

3 舌形 ……… 23

老舌 *23*	嫩舌 *23*	胖大舌 *23*
歯痕舌 *24*	痩薄舌 *25*	裂紋舌 *26*
光滑舌 *27*	紅点舌 *27*	芒刺舌 *27*
瘀点舌・瘀斑舌 *28*	舌下脈絡（舌下静脈）*29*	
舌衄 *30*	舌瘡 *30*	

4 舌態（舌の動き） ……… 31

強硬舌 *31*	痿軟舌 *31*	顫動舌 *31*
歪斜舌 *32*		

【2】舌苔の望診 ……… 33

1 苔色 ……… 34

白苔 *34*	黄苔 *35*	灰苔・黒苔 *37*
緑苔 *38*		

2 苔質・苔状 ……… 38

1）厚薄 ……… 38

薄苔 *38*　　厚苔 *39*

2）潤燥 ……… 39

滑苔 *39*　　燥苔 *40*

3）腐膩 ……… 41

膩苔 *41*　　腐苔 *42*

4）剝落 ……… 43

5）有根・無根 ……… 44

有根苔 *44*　　無根苔 *44*

【3】舌質と舌苔の総合的な判断 ……… 45

【4】舌診の実際 ……… 46

参考書籍 ……… 64
CD-ROM の使い方（内容説明と使い方）……… 65
索引 ……… 74

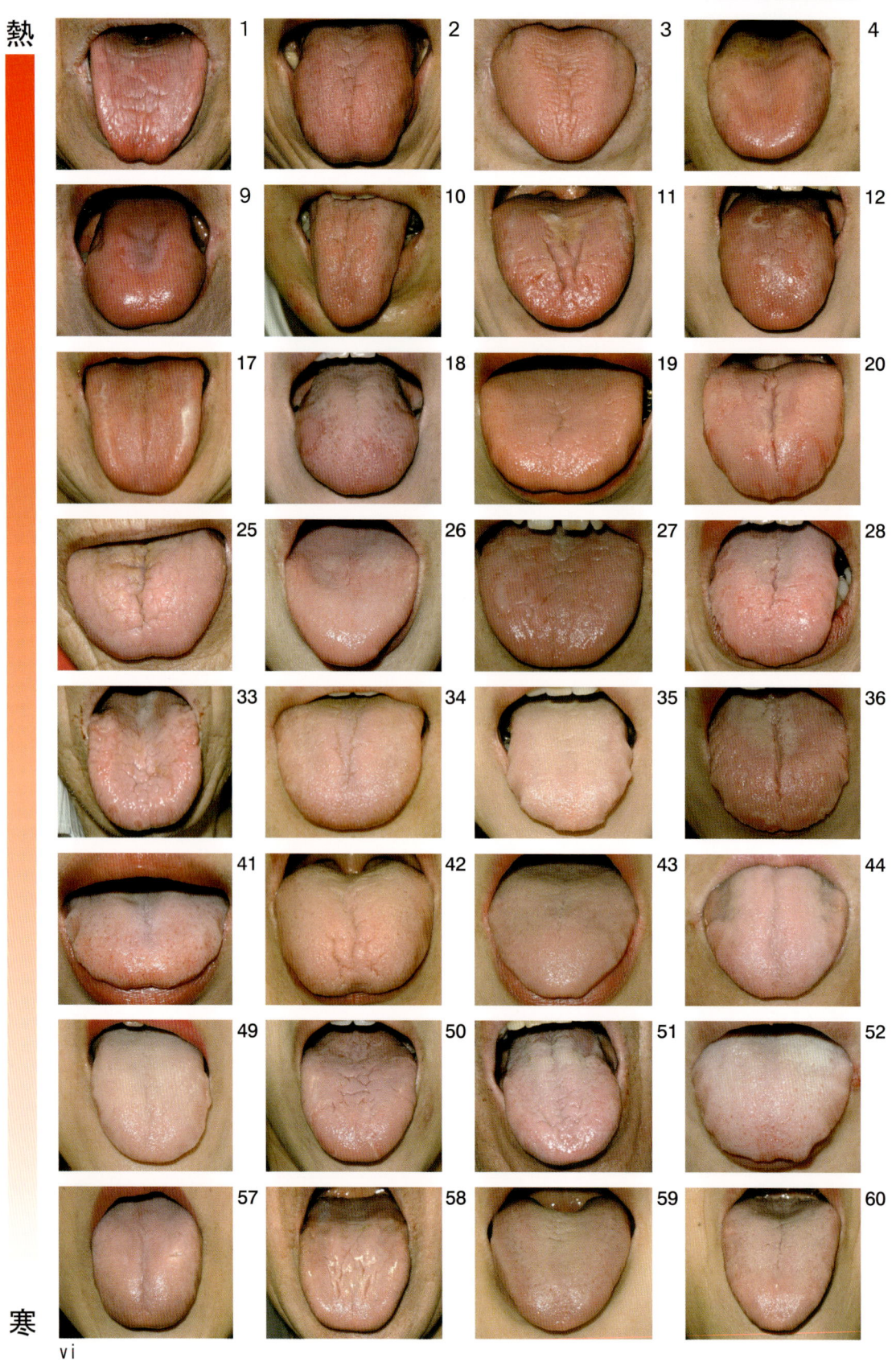

舌のチャート

虚

熱

寒

実

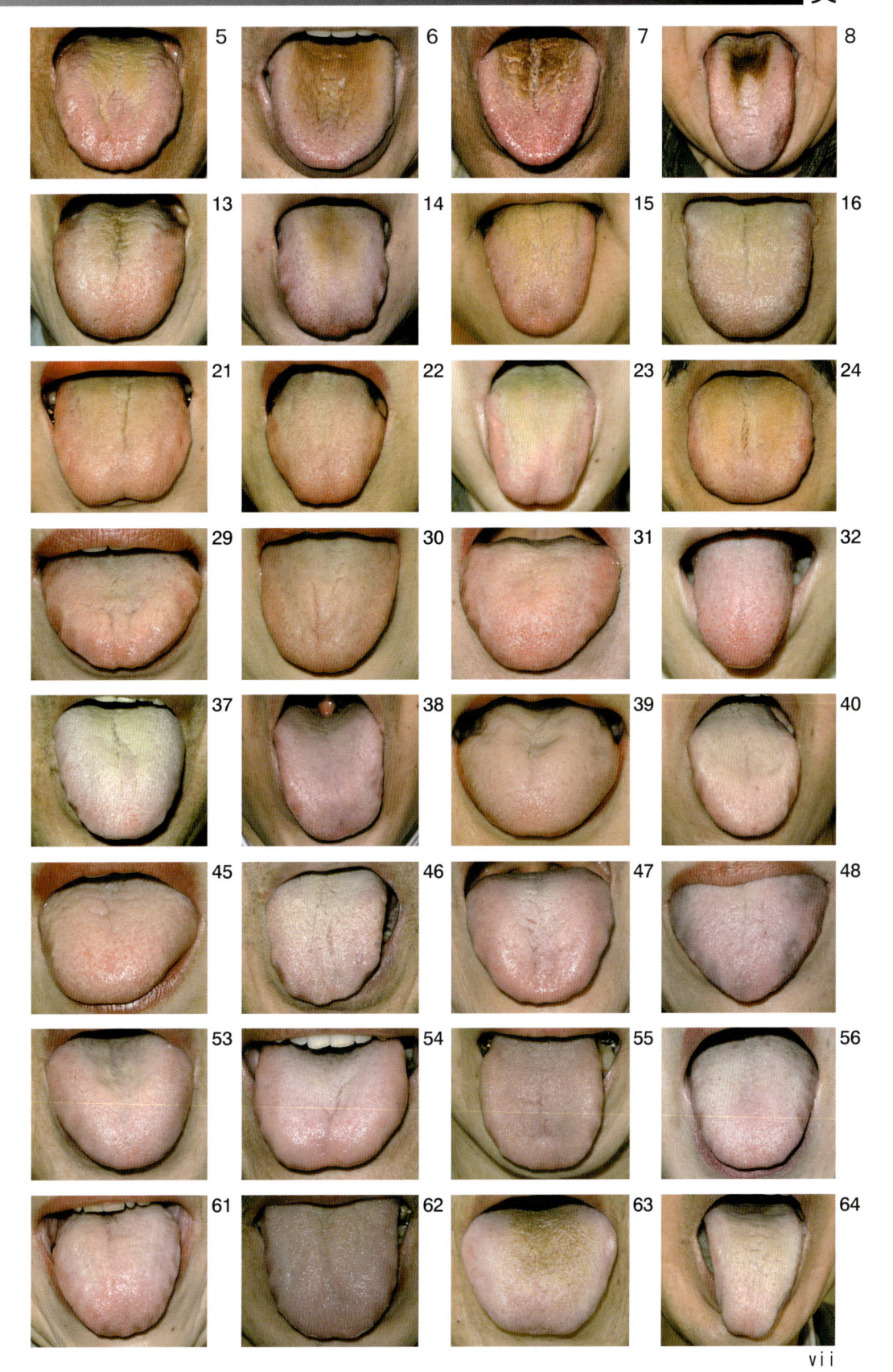

「舌のチャート」舌象対応表

* （　）内の症例番号は，付属CD-ROMに収められている症例の番号と対応しています。CD-ROMに具体的な症例が提示してあるのでご参照ください。番号の付いていない舌には症例はありません。

1　紅絳舌・舌全体に深い裂紋が多い・乾燥少津・無苔（症例17）
2　紅紫舌・舌辺に少し歯痕・舌中舌根に細い裂紋・薄苔・少苔（症例16）
3　紅絳舌・裂紋が多い・無苔・乾燥無津（症例101）
4　暗紅舌・舌辺に瘀斑・舌中に浅い裂紋・少津・舌中に剥苔・舌根に黄燥苔（症例51）
5　紅紫舌・舌辺歯痕舌中に裂紋・薄白苔・舌中根に灰黄膩苔（症例71）
6　暗紅舌・舌中に少し裂紋・粘焦黄垢膩苔（症例90）
7　紅絳舌・舌中舌根に黄膩黒厚苔（症例73）
8　紅絳舌・薄白膩苔・舌根焦黄黒苔
9　絳舌・嫩舌・少し裂紋・無苔・舌中に少し透明苔（症例103）
10　紅絳舌・痩舌・舌尖に芒刺・舌中舌根に深い裂紋・舌尖舌中に剥苔・舌辺に少量の薄白膩苔（症例14）
11　紅絳舌・舌尖に紅点・舌面に深い裂紋・剥苔・舌中にわずかに黄膩苔（症例36）
12　紅絳舌やや暗・舌中に少し裂紋・少苔・剥苔・地図舌（症例93）
13　紅舌やや暗・舌尖舌辺に瘀点瘀斑・薄白苔・舌中舌根に灰黄膩苔（症例70）
14　紅紫舌・舌尖に紅点・くっきりした歯痕・薄黄膩苔・舌中舌根に焦黄苔（症例67）
15　紅絳舌・舌尖に少苔・舌中舌根に粘黄膩苔（症例89）
16　紫暗舌・老舌・瘀点・厚白黄膩苔（症例78）
17　紅絳舌・舌中に深く太い裂紋・乾燥無津・少苔・舌中に少し黄燥苔（症例86）
18　紅舌やや暗・薄白苔・花剥苔（症例92）
19　紅舌・細かい裂紋が多い・わずかに歯痕・少津・薄苔・少苔（症例33）
20　淡紅舌・嫩舌・胖大・少し歯痕・深い裂紋が多い・少苔・剥苔（症例95）
21　紅舌・わずかに歯痕・薄黄膩苔・舌根に厚苔（症例87）
22　紅舌・薄黄膩苔・舌根に類剥苔（症例9）
23　紅舌・舌尖に紅点・舌中舌根に黄緑膩苔（症例75）
24　紅舌・胖大・やや歯痕・双黄苔・厚黄膩苔（症例66）
25　淡紅舌・嫩舌・胖大・細かい裂紋・舌中舌根に深い裂紋・薄少苔・舌中にごくわずかに茶色っぽい黄苔（症例25）
26　紅嫩舌・裂紋・薄苔少苔（症例13）
27　淡嫩舌・胖大・舌面に裂紋が多い・薄苔少苔（症例34）
28　淡紅舌・歯痕・舌中に深い裂紋・薄白苔・少津・舌尖舌辺舌根に剥苔（症例37）

29	紅舌・胖大・歯痕・ごくわずかに裂紋・黄膩苔（症例29）
30	紅舌・舌中に浅い裂紋・黄膩苔（症例65）
31	紅舌・舌尖に紅点・舌辺にわずかに歯痕・薄淡黄苔・舌根に膩苔（症例64）
32	紅舌・痩小・舌尖舌辺に紅点芒刺・薄白苔（症例44）
33	淡舌・嫩舌・胖大・舌尖舌辺舌体に深い裂紋が多い・薄白滑苔・部分的な剝苔（症例26）
34	淡舌やや暗・舌中に深い裂紋・薄白苔・舌全体は無神舌に近い（症例5）
35	淡舌・痩小・くっきりとした歯痕・薄白苔・舌中舌根に薄黄苔（症例30）
36	淡紅舌・嫩舌・胖大舌・わずかに歯痕・舌辺に細く浅い裂紋・舌中に深い裂紋・薄白苔・舌尖に剝苔・舌根に白膩苔（症例39）
37	淡紫舌・胖大・歯痕・白黄垢膩苔・舌根に厚苔（症例62）
38	淡紫舌・歯痕・薄白膩苔
39	淡紫舌・薄白膩苔
40	紅舌・歯痕・厚白膩燥苔微黄（症例84）
41	淡白舌・嫩舌・胖大・深い歯根・薄白苔（症例6）
42	淡白舌・胖大・歯痕・舌尖舌中に深い裂紋・薄白苔・舌根にやや厚苔（症例59）
43	淡紫舌・痩薄・わずかに歯痕・正中溝の下にわずかに裂紋・薄白苔（症例31）
44	淡舌やや暗・舌尖に瘀点・舌根両側に大きな瘀斑・薄白潤苔（症例50）
45	淡舌・裂紋舌・薄白膩苔
46	淡舌・歯痕・白膩苔・舌根厚苔微黄
47	淡紫舌・歯痕・白苔・舌根膩苔
48	淡紫舌・舌辺に瘀斑・薄白潤苔（症例49）
49	淡白舌・嫩舌・やや痩薄（症例3）
50	淡舌やや暗・嫩舌・深い裂紋が多い・薄白苔・舌尖に剝苔・舌根に少苔（症例35）
51	淡暗舌・裂紋・白膩苔・舌根剝苔（症例96）
52	淡白舌・歯痕・舌尖に少し紅点・薄白苔・舌根にやや厚苔（症例2）
53	淡紫舌・胖大・わずかに歯痕・白膩滑苔（症例28）
54	淡暗・胖大・舌先裂紋・薄白苔
55	淡紫舌・歯痕・舌中裂紋・薄白苔
56	暗紅舌・歯痕・厚白膩苔
57	淡青やや紫舌・舌尖に瘀点瘀斑・舌辺舌尖に少し裂紋・薄白滑苔（症例22）
58	淡紫舌・舌尖舌中に浅い裂紋・薄白潤少苔（症例7）
59	淡暗舌・瘀点・薄白苔・舌根薄黄
60	淡紫舌・舌面に瘀斑が多い・少し浅い裂紋・薄白苔（症例23）
61	淡舌やや暗・嫩舌・胖大・歯痕・白滑苔（症例82）
62	紫舌・くっきりした歯痕・白滑膩苔（症例21）
63	淡紫舌・胖大・白苔・舌中舌根灰膩苔
64	淡紫舌・白厚滑膩腐苔・舌中根に黄苔（症例79）

概論

はじめに

舌は臓腑経絡・気血津液・邪正状況を反映する客観的な診断指標

　中医学では，人体とは多数の経絡によって繋がる全体的なものと考えている。体内の臓腑経絡・気血津液・邪正闘争*¹などのさまざまな状況は，経絡を通じて必ず体表に現れる。いわゆる「蓋有諸内者，必形諸外」（およそ体内の諸々の状況は必ず体表に現れる）（『丹溪心法』*²）である。

　舌診は中医の望診*³に属し，舌象（舌質・舌苔・舌下静脈の色と状態）を観察することによって，疾病の性質・病位の深さ・病気の進退・正気の盛衰を判断する診断方法の1つである。

　また，舌診は患者の主観的な感覚に左右されず，疾病の原因をありのままに反映する客観的な指標でもある。ときには他の診断法より，迅速かつ鋭く疾病の前兆・進展・予後を判別することができる。そのため昔から，舌は「露出した内臓」「内臓の鏡」と称されている。現在の中医学の臨床において，舌診は弁証論治*⁴するうえで欠くことのできないものとなっている。

*1　邪正闘争：正気と邪気の闘争。正気が勝てば健康，正気が負ければ病気になる。
*2　『丹溪心法』：元代・朱震亨の病証に関する論述を弟子がまとめたもの。
*3　望診：中医学の4つの診断法の1つ。視覚を使って患者を診断する方法。
*4　弁証論治：病に証をたて治療を行う中医学独自の治療システム。

1 舌診の歴史

　「貞疾舌，篝于妣庚」（舌の病に罹っている貞が，祖先に治るかどうかを占う）。これは殷代の甲骨文に書かれた舌に関する最古の記録である（『中国医学史』*¹）。

　舌が臓腑の疾患と関係することをはじめて論述したのは，『黄帝内経素問』*²である。「舌乾」「舌巻」「舌痿」「舌本痛」といった舌象が記載されている。

　後漢代（2～3世紀）の張仲景*³によって書かれた『傷寒雑病論』*⁴には，舌診による多数の臨床経験が記載されている。「舌胎」（現在の「舌苔」）という用語が使われたのはこの書がはじめてである。

　元代（13世紀）になると，『敖氏傷寒金鏡録』*⁵（杜清碧）という舌診の専門書が出

版された。この本は臨床でよくみられる舌象を36種類の図譜としてまとめ,「専以舌色視病」(専ら舌色を以って病を視る)を提唱した。

明・清代(16〜20世紀初頭)になると,温病学派*6が舌診を盛んに研究するようになり,多くの舌診の専門書が出版され,舌診の内容は豊富になり,舌診の発展に大きく貢献をした。この時期の代表的な舌診の本としては,『傷寒観舌心法』*7(申斗垣),『傷寒舌鑑』*8(張登),『舌胎統志』*9(傅松元),『外感温熱篇』*10(葉天士),『弁舌指南』*11(曹炳章),『察舌弁証新法』*12(劉恒瑞)などがある。

中華人民共和国(1949年〜)の成立後,舌診の研究はさらに大きく進展した。専門的な中医研究教育機構が設立され,大規模な文献整理が行われるようになり,舌診の専門書の出版や,舌診の臨床観察が大量に行われた。現在では,さらに中西医結合による血液流動力学・微小循環・病理学・細胞学などの手法を駆使して,舌診に関する大量の臨床データを分析・研究し,舌診の客観化・標準化を強く推し進めている。

* 1 『中国医学史』:陳邦賢編の中国医史学書。初版は1920年。
* 2 『黄帝内経素問』:『黄帝内経』に含まれ,中医学の基礎理論,人体の生理・病理・養生などが書かれている。『黄帝内経』は中国に現存する最古の医学書。紀元前3〜5世紀頃の作といわれ,『素問』と『霊枢』の部から成る。
* 3 張仲景:(150〜219年)『傷寒雑病論』の著者。
* 4 『傷寒雑病論』:3世紀初頭,張仲景が著した中国の薬物治療学の代表的な医書。『傷寒論』と『金匱要略』の部から成る。
* 5 『敖氏傷寒金鏡録』:1341年,杜清碧が敖氏の『金鏡録』を元に著した最初の舌診専門書。
* 6 温病学派:外感温熱病の治療を主として研究する学派。
* 7 『傷寒観舌心法』:16世紀後半,申斗垣が著したもの。舌の図譜が豊富。
* 8 『傷寒舌鑑』:1668年,張登が著したもの。
* 9 『舌胎統志』:1874年,傅松元が著したもの。はじめて「淡白舌」という名称を創案した。
* 10 『外感温熱篇』:1852年,葉天士の温熱病に関する論述を王士雄がまとめて,『温熱経緯』に収録したもの。
* 11 『弁舌指南』:1917年,曹炳章が著した舌診の重要な参考書。
* 12 『察舌弁証新法』:1911年,劉恒瑞が著したもの。

2 舌と臓腑・機体との関係

舌は手の少陰心経・足の太陰脾経・足の少陰腎経・足の厥陰肝経などの経絡によって,直接または間接的に五臓六腑(『黄帝内経霊枢』*1 経脈篇)と繋がっている。

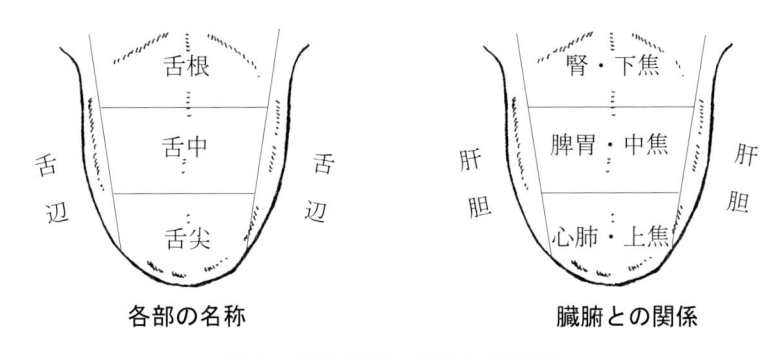

図1 舌と臓腑・機体との関係

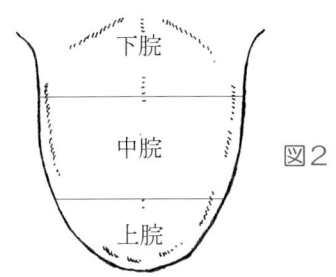

各部の名称 / 臓腑との関係

舌根 / 舌中 / 舌尖 / 舌辺

腎・下焦 / 脾胃・中焦 / 心肺・上焦 / 肝胆

図2 舌と胃脘の配分図
「舌先は上脘，舌中は中脘，舌根は下脘に属する」（『傷寒指掌』察舌弁症法）。主に胃腸疾患に用いられる。

下脘 / 中脘 / 上脘

　舌の各部位は臓腑や機体と相応する関係をもっている（図1・2）。
　図1は臨床において臓腑弁証*2を行う際に参考となる。例えば，外感熱病*3で舌尖が赤い場合は，風熱表証*4か上焦熱盛*5と考えられるが，内傷雑病*6で舌尖が赤いまたは紅点がある場合は，心火上炎*7か肺熱*8と考えられる。舌辺が赤いまたは紅点や芒刺があれば肝火*9か肝胆火旺*10と考えられる。脾胃疾患に厚膩苔がみられれば脾胃湿阻*11と考えられる。しかし，これらは弁証における参考データの1つにすぎず，正確に弁証を行うためには四診合参*12が必要である。
　舌は「心の苗」であり，口は「脾胃の外侯」であり，苔は「胃気*13の燻蒸*14により生じるもの」（形色外診簡摩・舌質舌苔弁）であるため，とりわけ舌診は心や脾胃と関係が深い。

*1　『黄帝内経霊枢』：『黄帝内経』に含まれ，針灸に関する実際的な記載が多いので，『針経』ともいわれる。
*2　臓腑弁証：五臓六腑の陰陽・気血・虚実・寒熱などを弁別する方法。
*3　外感熱病：外邪によって起こった発熱を伴う病の総称。
*4　風熱表証：風熱邪気によって起こった発熱を主とする病の初期状態。
*5　上焦熱盛：上焦は横隔膜より上部を指す。上焦の熱証が強くなった状態。
*6　内傷雑病：七情失調・飲食労倦・房事過多など，外傷ではない原因によって，臓腑・

　　　　気血などが損傷して生じる諸病を指す。
* ＊7　心火上炎：心の熱証が強くなった状態。
* ＊8　肺熱：肺に熱が存在する状態。
* ＊9　肝火：肝の熱証が強くなった状態。
* ＊10　肝胆火旺：肝と胆の熱証が強くなった状態。
* ＊11　脾胃湿阻：脾胃の消化機能を湿邪が阻む状態。
* ＊12　四診合参：望・聞・問・切の四診を総合して病気を判断すること。
* ＊13　胃気：脾胃の消化機能。
* ＊14　燻蒸：燻り，蒸すこと。正常な苔は胃気が胃陰を燻り，蒸すことによってできる。

③ 舌診の臨床的意義

　曹炳章の『弁舌指南』には，「舌は心の外侯，苔は胃の明徴，舌を察して正気の盛衰が判断でき，苔を験して邪気の出入がわかる」「舌質を弁じ，五臓の虚実を決すべし，舌苔を視て，六淫の深浅を察すべし」と提示されている。舌質と舌苔は，異なった角度からからだの状況を映すため，それぞれ特有な臨床的意義がある。一般的には舌質は主に正気（臓腑や気血津液の機能）の盛衰を示し，舌苔は主に邪気の性質，病位の深さ，病状の進退および胃気・胃陰＊の状態を示す。臨床では総合的に観察して判断すべきである。

　　＊　胃陰：胃中の津液・陰液。

①正気の盛衰を判断する

1．舌色と舌形の老・嫩により正気の盛衰を判断する
　（例）舌質紅潤（紅舌）――気血の充実
　　　　舌質淡（淡舌）　　――気血の衰退
　　　　舌質蒼老（老舌）　――正気不衰の実証
　　　　舌質嬌嫩（嫩舌）　――正気衰退の虚証

2．苔の有無により胃気・胃陰の盛衰を判断する
　（例）有苔――胃気・胃陰がある
　　　　無苔――胃気や胃陰を損なう

3．舌の潤燥により津液の盛衰を判断する
　（例）潤舌――津液充実
　　　　燥舌――津液損傷

②病位の深さを弁別する

1. **苔の厚薄により病位の深さや病邪の軽重を判断する**
   (例) 薄苔——表証，または病邪が軽い
   　　 厚苔——裏証，または病邪が重い

2. **舌色・苔色により外感熱病の衛・気・営・血の病位を判断する**
   (例) 淡紅舌または舌尖紅・薄白苔——熱入衛分
   　　 紅舌黄苔　　　　　　　　——熱入気分
   　　 絳舌または紅絳舌　　　　——熱入営血

③病邪の性質を区別する

1. **苔色と苔の状態により病邪の性質を判断する**
   (例) 白苔——寒邪が多い
   　　 黄苔——熱邪が多い
   　　 滑苔——水飲が多い
   　　 膩苔——湿邪・痰濁が多い
   　　 腐苔——食積・痰濁が多い

2. **舌色や瘀斑・瘀点の有無，または舌下静脈の状態により血流状態を判断する**
   (例) 淡紅舌で，瘀斑・瘀点がなく舌下静脈が正常——気血滑利
   　　 紫暗舌で，瘀斑・瘀点があり舌下静脈の異常——気血凝滞

④病気の進退を予測する

苔の状態や苔色の変化によって，邪正闘争の状況や病気の進退・予後を把握する
(例) 薄苔→厚苔への変化は，軽症・表証→重症・裏証へ進む兆候
　　 厚苔→薄苔への変化は，病邪・裏症が減退する兆候
　　 潤苔→燥苔への変化は，津液損傷の前兆
　　 燥苔→潤苔への変化は，津液が回復する前兆
　　 白苔→黄苔，さらに灰苔・黒苔へ変化するのは，表証より裏証へ，または寒証より熱証へ，軽症より重症に変わる兆候

Memo　経験豊富な医師は，前兆を的確に捉えて疾病の変化にすばやく対応していく。例えば，カゼによる鼻水・咳・喀痰の患者の場合，白苔から黄苔に変わり，潤舌から燥舌に変わり，薄い白い鼻水・痰の症状から粘っこいまたは黄色い鼻水・痰に変われば，寒証が熱証に変わってきたと読み取ることができる。したがって，治療原則も温法*1から涼法*2に変更するべきである。もし舌や証の変化を無視して辛温治療を続ければ，熱証がいっそうひどくなり

津液や正気を消耗してしまう。

　＊1　温法：体を温める治療方法。
　＊2　涼法：熱を冷ます治療方法。

4 舌の組織構造

　舌体は横紋筋により構成される筋性器官であり，内部には血管・神経・リンパ組織が存在し，表面は薄い透明な粘膜上皮で覆われている。舌の粘膜上皮は，扁平細胞により構成され，3日ほどで入れ替わるほど新陳代謝が活発である。その粘膜上皮が表面に突起し，糸状乳頭・茸状乳頭・有郭乳頭・葉状乳頭という4種類の乳頭を形成している。一般に舌体や茸状乳頭に存在する毛細血管の数量，血液の状態および毛細血管網の拡張，収縮の状態は主に舌質の色に影響しており，糸状乳頭の状態は主に舌苔の形成に影響すると考えられている。

- 糸状乳頭：最も数が多く小さな乳頭であり，細く糸のように尖って舌面に密生している。肉眼では薄い乳白色の小さな顆粒に見える。中医学ではこれを「白色軟刺」と呼ぶ。糸状乳頭の頂点は角化しており細胞代謝物質や食物のカスとともに舌苔を形成している。健康なものの薄白苔はこれによる。病気の場合，糸状乳頭は増殖して角化の脱落が減少し，また口腔内の自浄の働きが低下して細胞の代謝産物や食物残渣と混じり合い，「厚苔」か「膩苔」が現れる。一方，糸状乳頭と茸状乳頭が萎縮あるいは消失すれば「剝苔」「鏡面舌」が現れる。
- 茸状乳頭：糸状乳頭より数はかなり少ないが大きな乳頭である。頂点が丸くキノコ状をしており，主に舌尖と舌辺に散在している。茸状乳頭には豊富な毛細血管網が存在するため，肉眼では表面の透明な上皮細胞を透かして舌尖や舌辺に丸く小さな紅い斑点が見える。中医学ではこれを「紅刺」と呼ぶ。茸状乳頭にある毛細血管網や血液の状態は，舌質（特に舌尖・舌辺）の色に影響する。毛細血管の血流の減少・血液粘度の低下・毛細血管網の拡張の減少などは淡白舌になる。一方，炎症がひどいと毛細血管が充血し拡張するため，茸状乳頭が増殖したり，腫れたりして，または糸状乳頭が茸状乳頭に変化すると，「紅点」「芒刺」「楊梅舌」が現れる。その他に茸状乳頭は味蕾を有するので味覚とも関係する。
- 有郭乳頭：乳頭で最も大きなものであり，数は8〜12個ほど。人の字の形をして，舌根の分界溝の前に並んでいる。味蕾を有し味覚と関係する。
- 葉状乳頭：数は3〜6個ほどで舌根の両側に分布して，味蕾を有し味覚と関係する。

舌の特別な構造によってからだの微小循環の状態をいち早く反映する物差しとなる。

Memo 曹炳章が「無刺者，気衰也；刺大，刺多者，邪気実；刺微，刺少者，正気虚」と言うように，健康なものにも舌尖・舌辺に赤い斑点のようなごく小さな紅刺がみられる。これは気血充実の印である。熱邪の侵入によって体内の炎症がひどくなると，毛細血管が充血し拡張するため，茸状乳頭が脹れたり増殖したりして，舌尖・舌辺が赤くなったり，紅点舌が現れたりする。炎症がはなはだしくなると，茸状乳頭はかなり増殖するため，舌面に突起した芒刺として現れる。一方，気血不足の場合は，茸状乳頭の毛細血管の血液が少なく，粘度も低いため淡白舌となる。

Memo 年をとると料理の味が濃くなるのは，加齢とともに舌の粘膜が萎縮しながら，味蕾も退化していくため，味の濃さに対して感覚が鈍くなるので，料理の味つけが濃くなりやすいのである。

5 舌診を行う際の注意事項

①舌の観察は自然の光線下で行う

照明の色調および周りの色の反射などは，舌色・苔色の観察に影響するため，なるべく自然の光線を使い，周りの色の反射を避けて舌を観察する必要がある。黄色の強い照明は白苔を黄っぽい苔と見間違えやすい。白色が強い蛍光灯は舌を青っぽく映す。可能であれば窓際に近づき，自然の光線下で再確認する。

②口を大きく開け，自然な姿勢で舌を出す

力を入れすぎると舌先が赤く舌体が白っぽくなり，緊張しすぎると舌体が顫動（せんどう）することがあるため注意すべきである。術者が先に模範を示してもよい。

③順序よく舌を観察する

先ず舌苔の有無・厚薄・腐膩・色調・潤燥を観察し，それから舌質の色調・胖痩・老嫩・斑点・舌の動きを観察する。一般的には舌尖から舌根の順序で観察する。最後に，舌裏の舌下静脈の色や状態を観察する。治療の前後で舌の変化を比べて観察することは大切である。

④飲食物の影響を避ける

飲食物・薬物などの着色により苔色が染められることを「染苔（せんたい）」という。例えば，みかんやビタミンBは苔を黄色にし，梅干やコーヒーは茶褐色にし，ぶどうやブル

―ベリーは紫色にする。また，豆乳や牛乳は白膩苔のように変化させやすい。異様な色が見えたら，必ず何か飲食したかを確認することである。また，食べものと舌面の摩擦によって舌色が赤くなったり，苔が薄くなったりすることがあるため，食事直後の舌診は避けるべきである。そのほか，口呼吸によって苔が乾燥したり，ブラシで苔をこそいでいると苔が薄くなったりすることがあるので注意が必要である。

⑤生まれつきの裂紋舌・歯痕舌・胖大舌などがある

少数ではあるが，健康なものにも生まれつきの裂紋舌・歯痕舌・胖大舌がみられることがある。自覚症状と他覚症状がなく，また数カ月治療しても変化がなければ，臨床上の診断意義はない。また，入れ歯によって歯痕が出る場合もあるため注意が必要である。

⑥四診合参によって総合的に判断する

健康なものにも異常な舌象がみられたり，逆に重病でも舌象に大きな変化が現れなかったりすることがある。また，病状の真偽によって舌象が複雑になることもあるため，臨床においては舌診だけでなく，四診合参によって総合的に判断して弁証論治を行うべきである。

各論

【1】舌質の望診

　舌質（舌の本体）の望診は，舌色・舌形・舌の動きを観察することで，また舌下静脈の色・形状の観察も含む。舌質の望診によって主に正気（気血津液・臓腑機能）の盛衰や状態を把握する。

正常な舌（淡紅舌・薄白苔）

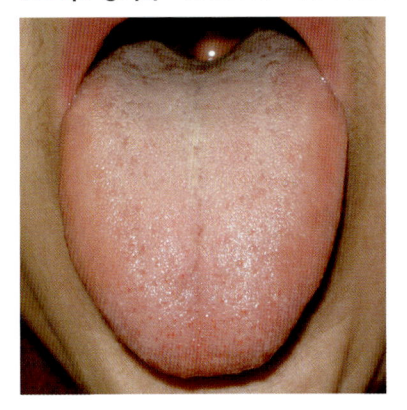

　舌質の色は薄いピンク色であり，舌体はほどよい大きさで自在に柔軟に動かすことができる。舌苔は薄く，白色で，均等に覆われており，適度に潤っている。苔は拭いても取れない。これは臓腑機能・気血津液が正常で邪気のないことを示している。

1 舌神（ぜっしん）

　舌質の栄枯（えいこ）*や動きによって現れる。これを観察することによって，臓腑機能・正気盛衰および疾病の軽重と予後を判断することができる。

有神舌（ゆうしんぜつ）　舌質は血色が良く，艶や潤いがあり，舌体は自由に柔軟に動かせる。正気が存在しており，病があっても予後の良いことを示す。

無神舌（むしんぜつ）　舌質は枯れているように乾燥して血色が悪く艶もない。舌体の動きもぎこちない。正気が衰弱しており，病が重く予後の悪いことを示す。

　＊　栄枯：潤いがあり艶がある状態が「栄」，乾燥し艶のない状態が「枯」である。

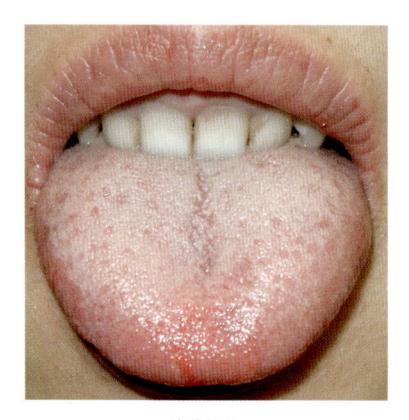

各論

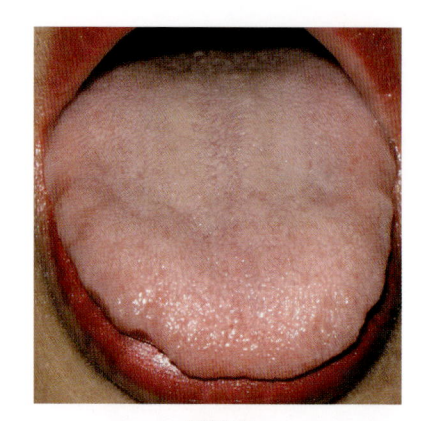

有神舌   無神舌

2 舌色

舌質の色。主に淡紅舌・淡白舌・紅舌・絳舌・紫舌・青舌の6種類がある。

淡紅舌（たんこうぜつ）　薄いピンク色。

【診断意義】
❶健康なもの
　臓腑気血が充実していることを示す。薄いピンク色の淡紅舌は健康な子供や少年によくみられるが，中年以後，舌色が次第に濃くなるため，やや濃いピンク色になる。
❷表証（ひょうしょう）*の初期
　邪気が侵入したばかりで，気血の変化がまだ現れていない。

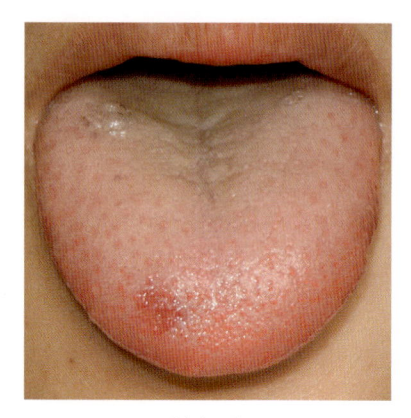

淡紅舌

* 表証：外感熱病の発病初期，邪は体表にあり，悪寒・発熱・浮脈などの症状が現れる病態。

淡白舌	血色が少ない。やや淡い・淡い・まったく血色がないなどのタイプがある。

【診断意義】

●虚寒証

『舌鑑弁正』*¹ では淡白舌を「虚寒舌の本色」と指摘している。この「虚」は気血不足を,「寒」は陽虚内寒を指す。淡白舌には舌体や苔の状態と合わせて,次の2つの診断意義がある。

❶気血両虚

淡白舌とともに薄苔・少苔を伴う。気血不足によって舌体の血脈を満たすことができないためである。気虚*² を主体とするものには,舌やや胖大または歯痕があり,薄苔を伴う。血虚*³ を主体とするものには,舌やや痩薄または裂紋があり,薄苔・少苔を伴う。治療原則は気血両補である。また,一見したところまるで皮を剥いだ鶏肉のようにまったく血色がなく苔もない舌を「枯白舌」と呼ぶ。これは陽気が衰え気血が尽きることを示す。

❷陽虚内寒・水湿内停

淡白舌とともに嬌嫩・胖大・歯痕・薄白湿潤苔を伴う。陽気虚弱によって血液と津液を温運*⁴ できず,水湿内停*⁵ になるためである。治療原則は温陽散寒*⁶・化気利水*⁷ である。

淡白舌は慢性疲労症候群・貧血・めまい・冷え性・むくみ・栄養失調・各種慢性疾患・甲状腺機能低下・悪性腫瘍などによくみられる。

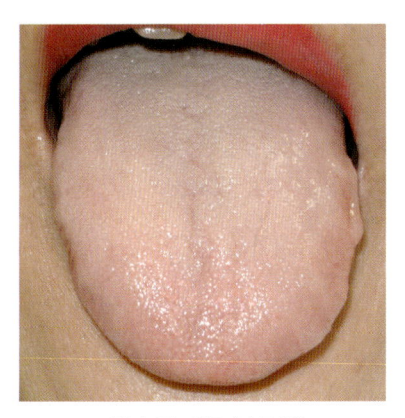

淡白舌(気血両虚) 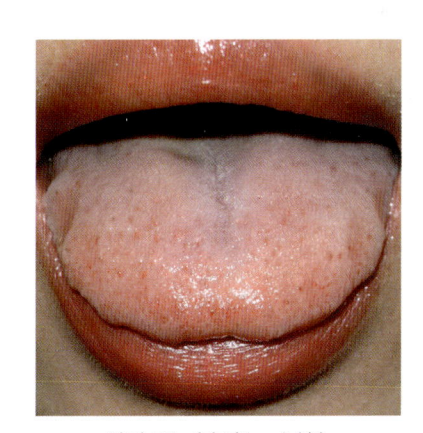　　　　　淡白舌(内寒・水停)

*1 『舌鑑弁正』：1906年,梁玉瑜が著したもの。
*2 気虚：気が虚弱する状態。
*3 血虚：血が不足する状態。

*4 温運：陽気を温めることによって，血液・津液を運ぶこと。

*5 水湿内停：水分代謝失調によって，水が体内に留まっている状態。

*6 温陽散寒：陽気を温めることによって，寒邪を取り除くこと。

*7 化気利水：気の水分代謝の働きを良くして，水湿を取り除くこと。

紅舌（こうぜつ）

淡紅舌よりも舌色は赤い。

【診断意義】

●熱証

舌色の赤みは熱の強さを示す。赤いほど熱が強い。さらに紅舌は紅点や芒刺・裂紋の有無・苔の有無・苔色および全身症状によって実熱証*1か虚熱証*2かを見分ける。

❶実熱証・気分実熱*3

紅舌，または紅点や芒刺・黄苔や黄膩苔を伴う。邪熱旺盛によって気血が舌の脈絡に充満するためである。治療原則は清熱瀉火*4である。紅舌の現れる部位によって病変の臓腑を察知することができる。舌尖紅，またはともに舌尖に紅点が現れるものは心火上炎*5や上焦肺熱*6を示す。舌辺紅，またはともに舌辺に紅点芒刺が現れるものは肝火上炎*7や肝胆火旺を示す。

❷虚熱証・陰虚内熱*8

紅舌とともに裂紋・少苔剝苔または無苔を伴う。陰虚内熱・陰虚火旺*9・虚陽上浮*10によるものである。治療原則は養陰清熱*11である。

紅舌は急性発熱性疾患・伝染性疾患・化膿性疾患および慢性炎症，または交感神経の興奮・基礎代謝率の高い疾患・外科手術後の脱水症・電解質の乱れなどによくみられる。

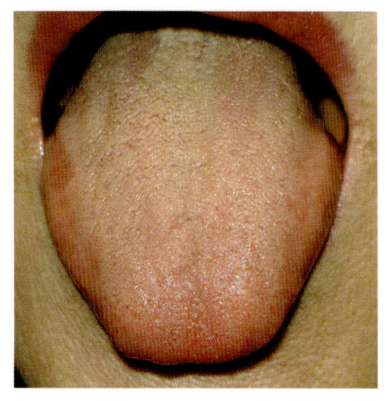

紅舌（実熱） 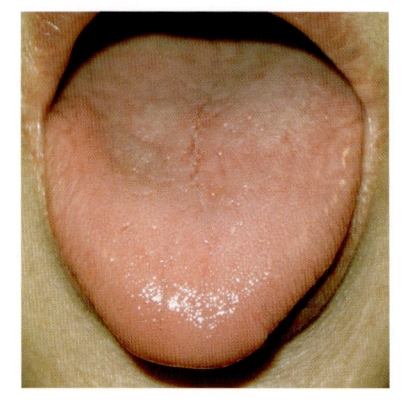　　　　　　　紅舌（虚熱）

*1 実熱証：熱邪の侵入，または臓腑機能亢進によって，熱性の症状を起こす病証。実

証に属す。
* *2 虚熱証：体内の陰分不足，または機能低下によって，熱性の症状を起こす病証。虚証に属す。
* *3 気分実熱：気分に実熱が存在する状態。
* *4 清熱瀉火：熱邪・火邪を取り除く。
* *5 心火上炎：心火が上昇する状態。
* *6 上焦肺熱：上焦と肺に熱が存在する状態。
* *7 肝火上炎：肝火が上昇する状態。
* *8 陰虚内熱：陰分が不足することによって，相対的に陽気が余るため，内熱が生じる状態。
* *9 陰虚火旺：陰虚による内熱が高まった状態。
* *10 虚陽上浮：陰陽の両方が虚弱して，陰虚のために陽気が依存できず上に浮いた状態。
* *11 養陰清熱：陰を養い，虚熱を冷ますこと。

絳舌（こうぜつ）・紅絳舌（こうこうぜつ）

紅舌より赤みはさらに鮮やかであったり，濃かったりする。「深紅舌」とも呼ぶ。紅舌と絳舌の見分けをつけにくい場合，「紅絳舌」とも呼ぶ。

【診断意義】

●熱証の重症

絳舌は紅舌からの変化であるため病位も深く，病状も重いことを示す。葉天士が「其熱伝営，舌色必絳」（その熱が営に伝入すると舌色は必ず絳になる）というように，外感熱病では，紅舌が現れれば気分熱盛を示し，病位は気分であることを示す。しかし絳舌が現れれば熱入営血*1を示し，病位は営分・血分であることを示す。

絳舌も紅点・芒刺・裂紋の有無や，苔の有無や，さらに全身症状などによって実熱か虚熱かを見分ける。

❶実熱証・熱入営血

外感熱病で絳舌か紅絳舌とともに紅点・芒刺・少津が伴えば，実熱の重症か熱邪が営血に侵入して血液を煎熬する（煮詰める）ことを示す。治療原則は清営泄熱*2・涼血散瘀*3である。内傷雑病で絳舌か紅絳舌とともに紅点・芒刺・黄燥苔・焦黄苔を伴えば臓腑の陽熱亢盛*4を示す。治療原則は清熱解毒*5である。

❷虚熱証・陰虚火旺

外感熱病で絳舌か紅絳舌とともに舌体痩薄・顫動・少苔か無苔を伴えば熱盛劫陰*6・虚風内動*7の兆候を示す。治療原則は滋陰*8・涼血*9・熄風*10である。内傷雑病で絳舌か紅絳舌とともに裂紋・少苔・無苔を伴えば陰液虧損*11・陰虚火旺を示す。治療原則は滋陰降火*12である。

各論

絳舌・少苔で湿潤しているものは瘀血*13 を示すことがある。

絳舌は急性発熱性疾患や伝染性・化膿性疾患の重症，急・慢性炎症の重症，脱水症，慢性消耗性疾患，または肝硬変の後期，悪性腫瘍後期など，あるいは久病の病証によく現れる。

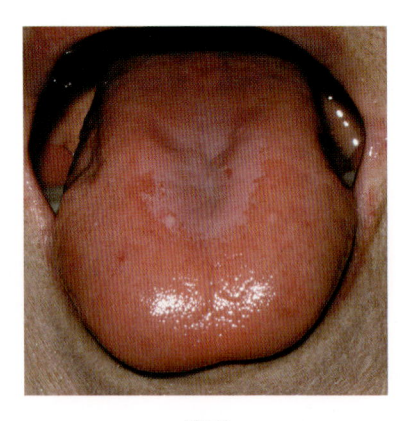

絳舌 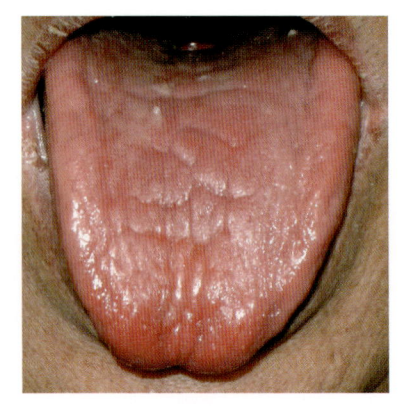　　　　　　　　　　　　　紅絳舌

* 1　熱入営血：温病の弁証法の1つ。熱邪が営分・血分に侵入すること。
* 2　清営泄熱：営分の熱を取り除くこと。
* 3　涼血散瘀：血分の熱を冷まし，瘀血を散らすこと。
* 4　陽熱亢盛：陽熱の邪気が盛んになる状態。
* 5　清熱解毒：熱を冷まし，熱毒を取り除くこと。
* 6　熱盛劫陰：熱邪が亢盛して陰分をおびやかすこと。
* 7　虚風内動：陰虚や血虚によって風邪が体内に生じる状態。
* 8　滋陰：陰を補うこと。
* 9　涼血：血分の熱を冷ますこと。
* 10　熄風：内風をしずめること。
* 11　陰液虧損：陰液を大いに虚損した状態。
* 12　滋陰降火：陰を補い，虚火を取り除くこと。
* 13　瘀血：血のめぐりが滞り，または古い血が体内に停留する状態。

紫舌　舌色は紫色を帯び，暗いので「暗舌」とも呼ぶ。紫舌は淡色か紅色か，青色が交じり合うため，淡紫（淡色が多い紫，「淡暗」ともいう）・青紫（青色が多い紫）・紅紫（紅色が多い紫，「暗紅」ともいう）に分類される。

【診断意義】

●気血凝滞

気血凝滞*1 を起こす原因には寒・熱・虚・実がある。『通俗傷寒論』*2 六経舌胎

の「因熱而瘀者，舌必深紫而赤，或乾或焦。因寒而瘀者，色多淡紫帯青，或滑或黯」（熱に因る瘀血は，舌は必ず濃い紫でしかも赤みがあり，苔は乾燥または焦げたように黒い。寒に因る瘀血は，舌は淡紫でしかも青色を帯び，苔は水滑または黒い）という論述は，寒・熱による瘀血の区別のポイントを示すものである。

❶熱灼血瘀[*3]

紅（絳）紫舌や暗紅舌は，熱邪が陰津を焼灼して血液を濃縮したためである。紅（絳）紫舌か暗紅舌とともに焦黄苔・燥苔を伴うものは実熱による気血瘀阻[*4]を示す。治療原則は清熱涼血[*5]・活血化瘀[*6]である。紅紫舌か暗紅舌とともに少津・少苔・無苔が現れるのは虚熱による気血瘀阻を示す。治療原則は滋陰降火・活血化瘀である。

❷寒凝血瘀

血色の少ない淡紫舌または青紫舌は，陽虚内寒[*7]により血液を温運できず，または寒邪が盛んで血脈を収引[*8]させて血液瘀阻を起こさせるためである。淡紫舌・嫩舌・潤滑苔は陽虚血瘀[*9]を示す。治療原則は補陽活血化瘀[*10]である。青紫舌・老舌・白厚苔は寒凝血瘀を示す。治療原則は散寒活血化瘀[*11]である。

紫舌は慢性疼痛・不整脈・心脳疾患・肺性高血圧・慢性肝疾患・婦人科疾患・運動神経疾患・悪性腫瘍・しもやけ・食物中毒・血中粘度が高い・微小循環障害などによく現れる。

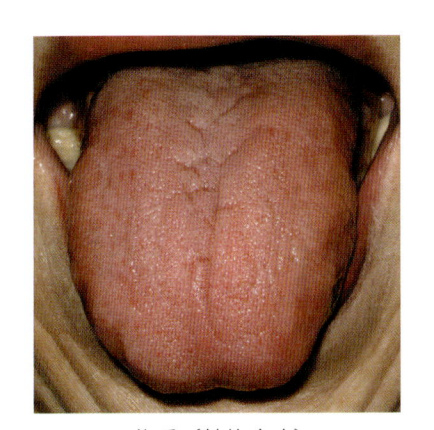

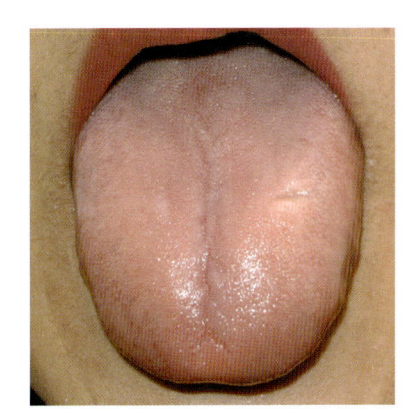

紫舌（熱灼血瘀） 　　　　　　　紫舌（陽虚寒凝血瘀）

Memo 　舌はからだの微小循環状態をいち早く示す物差しである。舌は特別な組織構造であることから，自覚症状や脈診よりも比較的早く，しかも鋭くからだの血液循環の状態を映すことができる。生活習慣病の早期段階でたとえ自覚症状がなくても，紫暗舌や瘀点・瘀斑または舌下静脈の異常がみられた場合，早めに活血化瘀の治療を加えると病気を予防することができる。

> **Memo** 紫暗舌・瘀点や瘀斑・舌下静脈の怒脹や蛇行は，瘀血を示す３つの重要なデータである。慢性肝炎の治療中，このことを参考にして肝硬変の進展・予後を判断する人もいる。この３つがともに現れると，病状が悪化し，肝硬変または肝がんに転化しやすい。

＊1　気血凝滞：気血の流れが悪くて凝滞している状態。
＊2　『通俗傷寒論』：清代，兪根初が著したもの。
＊3　熱灼血瘀：熱邪によって血中の水分が焼かれて，血が濃縮して滞った状態。
＊4　気血瘀阻：気血のめぐりが滞った状態。
＊5　清熱涼血：血分の熱を冷ますこと。
＊6　活血化瘀：血のめぐりを良くして，瘀血を改善すること。
＊7　陽虚内寒：陽気が弱まることによって，相対的に陰気が余るため，冷えが生じる状態。
＊8　収引：収縮・引っぱる意。血管が収縮したり，筋肉が攣急したり，関節が硬くて屈伸不利になったりすること。
＊9　陽虚血瘀：陽気が弱まり，血液の推動が悪くなり，血が滞る状態。
＊10　補陽活血化瘀：陽気を補い血のめぐりを良くして，瘀血を改善すること。
＊11　散寒活血化瘀：温めることによって寒邪を追い払い，血のめぐりを良くして，瘀血を改善すること。

青舌（せいぜつ）

舌色は青く赤みがまったくない。昔から「水牛の舌」「静脈の色」に喩えられている。

【診断意義】

●寒凝陽鬱＊1・寒凝血瘀

　青舌は寒邪が陽気を閉塞して血脈を収引させるために現れる。舌全体が青いのは寒邪直中肝腎（じゃちょくちゅうかんじん）＊2を示す。治療原則は散寒救逆（さんかんきゅうぎゃく）＊3である。舌が部分的に青い，または舌辺青・湿潤は寒凝血瘀を示す。治療原則は散寒温経（さんかんおんけい）＊4・活血化瘀である。

　舌の局部にある青紫色の斑や点を「瘀斑」「瘀点」と呼ぶ。
　青舌は，慢性肝疾患・狭心症・不整脈・生理痛・生理不順・子宮筋腫・慢性の各種疼痛疾患・悪性腫瘍などによく現れる。

＊1　寒凝陽鬱：寒邪が陽気を閉ざす状態。
＊2　寒邪直中肝腎：寒邪が体表，経絡を突き抜け直接に肝腎に入る状態。
＊3　散寒救逆：速やかにからだを温めて，寒邪を除き，四肢厥逆を改善すること。
＊4　散寒温経：経絡を温めて，寒邪を追い払うこと。

アトピー性皮膚炎によくみられる舌象および治療

①舌尖紅・薄白苔少津（または薄黄苔）
　【診断意義】風熱・肺熱・心熱[*1]
　【処方】祛風清熱解毒[*2]の銀翹散・五味消毒飲・荊芥連翹湯など

②紅舌・黄苔
　【診断意義】気分熱盛[*3]・実熱証
　【処方】清熱解毒の白虎湯・竹葉石膏湯・黄連解毒湯など

③紅絳舌・黄苔
　【診断意義】気営両燔[*4]
　【処方】清営解毒[*5]の清営湯・温清飲など

④紅絳舌・裂紋・少苔（または無苔）・乾燥
　【診断意義】熱入営血か陰虚火旺
　【処方】清熱涼血[*6]・養陰解毒[*7]の犀角地黄湯・青蒿鼈甲湯など

⑤紅絳舌・裂紋＋黄膩苔
　【診断意義】陰虚火旺・湿熱内蘊[*8]
　【処方】清熱涼血の犀角地黄湯・温清飲＋清熱利湿[*9]の竜胆瀉肝湯＋白癬皮・地膚子・苦参など

⑥淡舌・胖大・歯痕・白膩苔
　【診断意義】脾胃気虚[*10]・水湿内停
　【処方】健脾益気利湿[*11]の六君子湯・香砂六君子湯・平胃散・茯苓飲など

⑦淡舌（または淡紅舌）・裂紋が多い・少苔・剝苔（または無苔）
　【診断意義】気血両虚[*12]・気陰両虚[*13]
　【処方】益気養血の十全大補湯・補中益気湯，益気養陰の生脈散・麦門冬湯，養血潤膚[*14]の当帰飲子など

⑧淡暗舌（または瘀点・瘀斑）
　【診断意義】気虚血瘀
　【処方】補気の補中益気湯＋活血の桃紅四物湯・桂枝茯苓丸加薏苡仁など

⑨紫暗舌・瘀点・瘀斑・湿潤
　【診断意義】血液瘀阻
　【処方】活血化瘀の桃紅四物湯・桂枝茯苓丸加薏苡仁など

＊1　心熱：心に熱が存在する状態。
＊2　祛風清熱解毒：風邪を払い，熱を冷まし，熱毒を除くこと。
＊3　気分熱盛：気分の熱邪が盛んになる状態。

各論

*4 気営両燔：気分と営分の熱邪が盛んになる状態。
*5 清営解毒：営分に侵入した熱邪を冷まし，熱毒を取り除くこと。
*6 清熱涼血：血分の熱邪を取り除くこと。
*7 養陰解毒：陰を補い，熱毒を取り除くこと。
*8 湿熱内壅：湿熱の邪気が体内に留まってこもっている状態。
*9 清熱利湿：利水によって湿熱を取り除くこと。
*10 脾胃気虚：脾胃の消化吸収などの働きが虚弱する状態。
*11 健脾益気利湿：脾気を益し，脾の水分代謝の働きを健やかにして，湿邪を追い払うこと。
*12 気血両虚：陰液と血がともに虚弱する状態。
*13 気陰両虚：気と陰液がともに虚弱する状態。
*14 養血潤膚：血を養い，陰を補い，皮膚や肌に潤いをもたせること。

生理痛によくみられる舌象および治療

①淡舌・嫩舌・痩薄・裂紋・薄白苔
　【診断意義】気血両虚
　【処方】益気養血の聖癒湯・十全大補湯・当帰養血膠など

②淡舌・胖大・歯痕・薄白潤苔
　【診断意義】陽虚内寒か血虚湿停
　【処方】温経散寒の温経湯，または養血疏肝・健脾利湿の当帰芍薬散など

③淡紫（淡暗）舌・瘀点・瘀斑（または舌下静脈怒脹・蛇行）・薄白潤苔
　【診断意義】陽虚内寒・血液瘀阻
　【処方】温陽散寒・温経止痛の温経湯合桂枝茯苓丸など

④紫暗舌・瘀点・瘀斑が多い（または舌下静脈怒脹・蛇行）・白膩潤苔
　【診断意義】寒凝血瘀
　【処方】温経散寒・活血止痛の少腹逐瘀湯・当帰四逆加呉茱萸生姜湯・桂枝茯苓丸など

⑤淡紫舌（あるいは紫暗舌）とともに舌辺瘀点・瘀斑・薄苔（あるいは薄黄苔）
　【診断意義】気滞血瘀
　【処方】理気活血止痛の逍遙散合桃紅四物湯，または膈下逐瘀湯・血府逐瘀湯など

⑥紅舌（あるいは暗紅舌）とともに瘀点・瘀斑・舌下静脈怒脹・蛇行で黄苔黄膩苔
　【診断意義】邪熱内結・瘀血阻滞
　【処方】清熱瀉下・活血化瘀の桃核承気湯・通導散・折衝飲など

⑦紅舌・裂紋・剝苔少津
　【診断意義】陰虚内熱
　【処方】補益肝腎・滋陰清熱の六味地黄丸・知柏地黄丸など

3 舌形

老舌（ろうぜつ）

舌の紋理はきめが粗く，舌色は濃く，舌体は硬く締まったような感じがするもの。しわの多い皮膚の粗い老人の顔のように見えるため，「老舌」と呼ばれる。

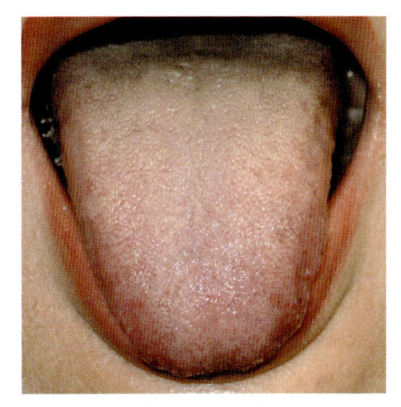

【診断意義】

●実証

邪気は盛んで，正気が弱っていないことを示す。治療は祛邪*を優先する。

* 祛邪（きょじゃ）：邪気を追い払うこと。

老舌（実証）

嫩舌（どんぜつ）

嫩は柔らかい・若々しいという意味がある。舌の紋理はきめが細かく，舌色は淡く，舌体は腫れぼったくてしっとりと潤いがあり，柔らかい感じがするもの。乳児の柔らかな頬のように見えるため，「嫩舌」と呼ばれる。

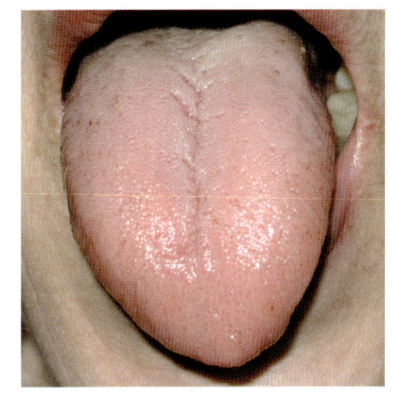

【診断意義】

●虚証

正気虚弱・臓腑機能低下を示す。治療は扶正補虚（ふせいほきょ）*を優先する。

* 扶正補虚：正気を高め，虚を補うこと。

嫩舌（虚証）

胖大舌（はんだいぜつ）

舌体は正常より大きくて腫れぼったい。さらに舌色・舌体および苔の状態により2種類の診断意義がある。

【診断意義】

❶脾腎陽虚・水湿内停

胖大舌とともに歯痕・嬌嫩・淡白舌・白滑苔が現れるのは，脾腎陽虚（ひじんようきょ）*1によって津液を温運することができず水湿内停することによる。治療原則は温陽利水（おんようりすい）*2である。

❷湿熱・痰熱

胖大舌とともに紅舌・黄膩苔が現れるのは湿邪が化熱して湿熱停留（しつねつていりゅう）*3することに

各論

よる。治療原則は清熱利湿である。

また，舌が赤く腫脹し舌痛を伴うのは心脾熱盛(しんぴねっせい)*4である。青紫で腫脹するのは中毒である。その他，病的なものではなく，先天性の胖大舌もあるので注意が必要である。

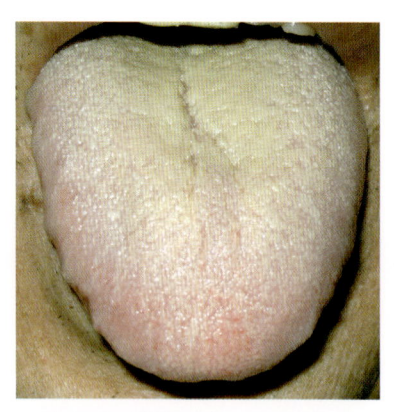

胖大舌（脾腎陽虚・水湿内停）　　　胖大舌（湿熱・痰熱）

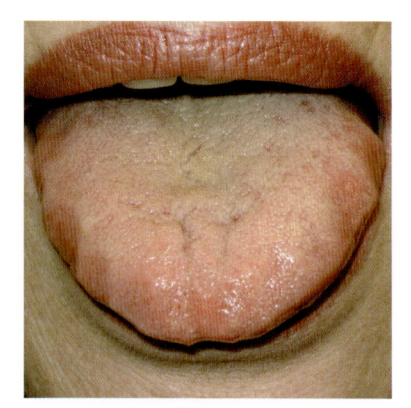

* 1　脾腎陽虚：脾と腎の陽気が虚弱する状態。
* 2　温陽利水：陽気を温めて水湿を取り除くこと。
* 3　湿熱停留：湿熱が体内に留まっている状態。
* 4　心脾熱盛：心と脾の熱邪が盛んになる状態。

歯痕舌(しこんぜつ)

舌の両側にギザギザした歯の痕がみられる。よく胖大舌とともに現れる。舌色・舌体および舌苔の状態により2種類の診断意義がある。

【診断意義】

❶陽虚水停

歯痕舌とともに胖大舌・嬌嫩・淡白舌・白滑苔が現れるのは陽虚によって水湿内停することによる。治療原則は温陽利水である。

❷脾気虚弱

歯痕舌でやや淡紅・舌体正常なものは脾虚(ひきょ)*1・気血不足によって舌体を充溢できないことによる。治療原則は健脾益気(けんぴえっき)*2である。

臨床では，病によるものではなく，先天性の歯痕舌もあるので注意が必要である。

Memo　歯痕舌は気虚・湿停の印である。むくみやすい人や疲れやすい人によくみられる。

* 1　脾虚：脾気の機能が虚弱する状態。

1．舌質の望診

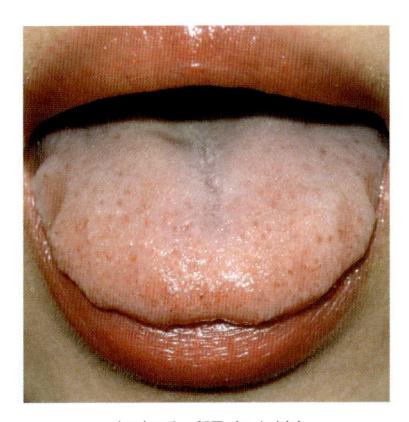

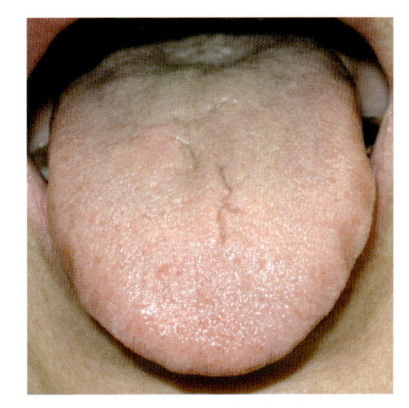

歯痕舌（陽虚水停） 　　　　　　　　歯痕舌（脾気虚弱）

＊2　健脾益気：脾の働きを健やかにさせ，気を益す。

| 痩薄舌 | 舌体が細くて小さい，または薄いもの。
（そうはくぜつ）

【診断意義】
❶気血両虚
　気血や陰液の不足によって舌体が充溢できないことによる。痩薄舌とともに淡白舌が現れるのは気血両虚を示す。治療原則は補気養血＊である。
❷陰虚内熱
　痩薄舌とともに紅絳舌・少津・少苔無苔が現れるのは陰虚内熱を示す。治療原則は養陰清熱である。

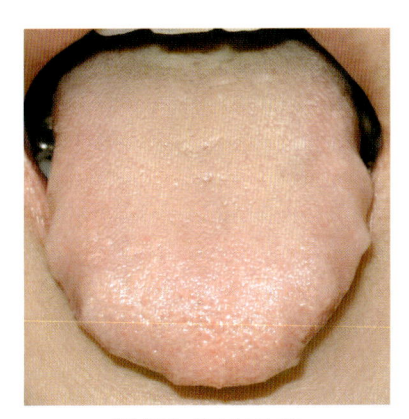

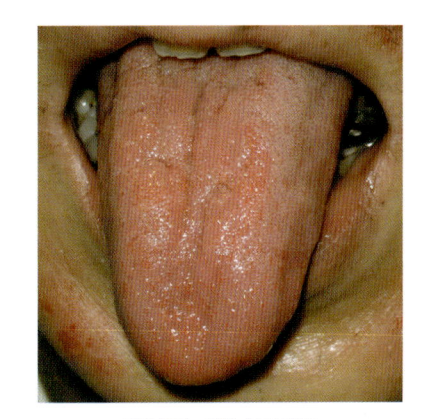

痩薄舌（気血両虚） 　　　　　　　　痩薄舌（陰虚内熱）

＊　補気養血：気を補い，血を養う。

各論

裂紋舌(れつもんぜつ)　舌面に生じた深さ・形・数の一定しない溝や割れ目のあるもの。

【診断意義】

❶熱盛傷陰・陰液虧損

　陰液虧損によって舌体が濡養*¹できないことで現れる。裂紋舌とともに紅絳舌・痩薄舌・少苔・無苔が現れるのは熱盛傷陰*²か陰液虧損を示す。治療原則は養陰清熱である。

❷気血両虚

　気血不足によって舌体が濡養できないことで現れる。裂紋舌とともに淡白舌・痩薄舌が現れるのは気血両虚を示す。治療原則は気血両補である。

❸気陰両虚

　裂紋舌とともに淡紅嫩舌・少苔が現れるのは気陰両虚を示す。治療原則は益気養陰である。

　その他に，裂紋舌とともに淡白舌・胖嫩・歯痕・白膩苔が現れるのは脾虚湿停*³を示す。治療原則は健脾益気利湿である。

　深い裂紋はたいてい長期間にわたる重度の病状を示し，浅い裂紋はたいてい軽度の病状，または病変の前兆を示す。しかし，病によるものではなく先天性の裂紋舌もあるので注意が必要である。

　舌苔が厚く乾燥して割れ目が出ることもあるが，これは「裂苔」と呼び「裂紋」ではない。

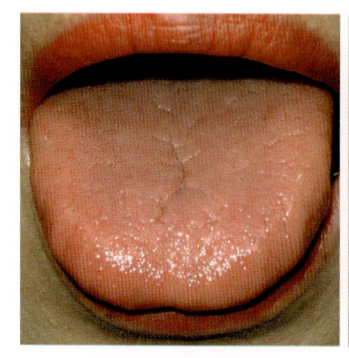

裂紋舌（熱盛傷陰） 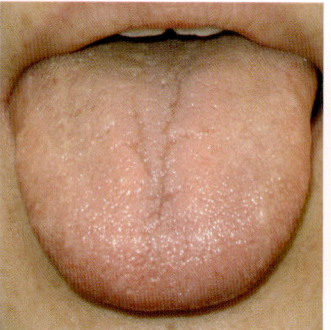　　　裂紋舌（気血両虚） 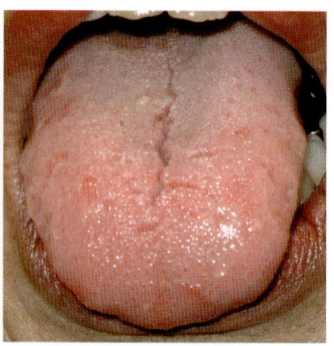　　　裂紋舌（気陰両虚）

＊1　濡養：潤いをもたせながら養うこと。
＊2　熱盛傷陰：熱邪が盛んになって陰液を傷つける状態。
＊3　脾虚湿停：脾の水分代謝機能が減退して，水が体内に留まっている状態。

1. 舌質の望診

光滑舌（こうかつぜつ）

舌苔がなくなり，舌面がツルツルして鏡のように光るものであり，「鏡面舌」とも呼ばれる。慢性疾患・重病久病，また高齢者によくみられる。

【診断意義】

●胃気大傷・胃陰枯絶

舌苔は胃気と胃陰により化成されたものである。胃気・胃陰が虚損して苔の化生ができず，「光滑舌」「鏡面舌」になる。

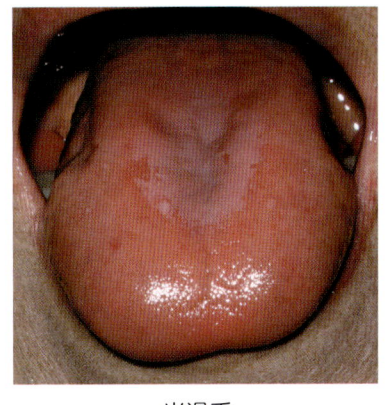

❶胃陰虚・胃腎陰虚

光滑舌とともに紅絳舌・乾燥・少津が現れるのは胃陰虚・胃腎陰虚を示す。治療原則は滋陰養胃益腎（じいんよういえきじん）*1である。

❷胃気大傷・気血両虚

光滑舌とともに淡白舌・湿潤が現れるのは胃気大傷（いきたいしょう）*2・気血両虚を示す。治療原則は健脾養胃（けんぴようい）*3・益気養血である。

光滑舌

*1 滋陰養胃益腎：胃陰を養い，腎陰を益すこと。
*2 胃気大傷：胃気（脾胃の消化機能）が大きく傷つく状態。
*3 健脾養胃：脾気を健やかにし，胃陰を養うこと。

紅点舌（こうてんぜつ）

舌面に生じた赤い点状の隆起（茸状乳頭が赤く腫れて毛細血管網が拡張し充血するため）で，触っても手に当たらないものである。舌尖・舌辺によくみられる。紅点より大きいものを「紅星舌」と呼ぶ。

芒刺舌（ぼうしぜつ）

舌面に生じたとげ状の隆起であり，触ると手にザラザラと突き刺さる感じがする（多くの糸状乳頭が茸状乳頭へ転化したり，茸状乳頭はかなり増殖してとげ状の突起を形成したりする）。舌尖・舌辺・舌中央部に多くみられる。

【診断意義】

●実熱証・臓腑熱盛

邪熱旺盛によって気血が舌体を上湧（じょうゆう）*1することにより現れる。黄苔・燥苔を伴うものは気分熱盛を示す。治療原則は清気泄熱（せいきせつねつ）*2・清熱解毒である。絳舌・少苔無苔を伴うものは熱入営血・気陰已傷（きいんいしょう）*3を示す。治療原則は清営涼血・清熱解毒である。

また，紅点や芒刺が現れる場所によって，どの臓腑に病変があるかを察知することができる。舌尖紅点・舌尖芒刺は心火上炎を示す。舌尖と舌辺の紅点は心肝火旺を示す。

各論

舌中部の紅点や芒刺・黄厚苔は胃腸熱結*4を示す。

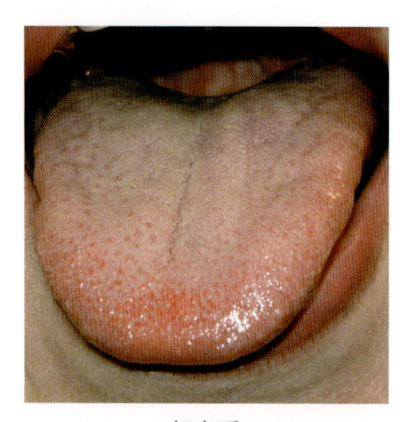

    紅点舌 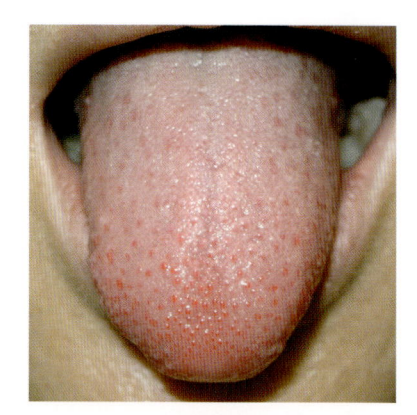   芒刺舌

*1 上湧：上に湧いてくる，上がってくること。
*2 清気泄熱：気分の熱邪を取り除くこと。
*3 気陰已傷：気と陰液がすでに損傷した状態。
*4 胃腸熱結：胃腸に熱がこもって便が硬くなる状態。

瘀点舌・瘀斑舌

舌面に生じた青紫，暗いシミのような斑点であり，隆起していない。一般的に「瘀点」「瘀斑」という。

【診断意義】
●瘀血証
　瘀血を引き起こす原因には寒・熱・虚・実があるので，舌色・舌体および舌苔の状態によって詳しく見分ける必要がある。

❶熱灼血瘀
　紅（絳）紫舌・暗紅舌・黄苔とともに現れれば熱灼血瘀を示す。

❷寒凝血瘀
　青紫舌・白湿潤苔とともに現れれば寒凝血瘀を示す。

❸気虚血瘀
　淡紫舌・淡暗舌・胖大歯痕・薄苔とともに現れれば気虚血瘀*を示す。

各治療原則は紫舌を参考にする。

 * 気虚血瘀：気の推動の働きが低下して血のめぐりが悪くなり血が滞る状態。

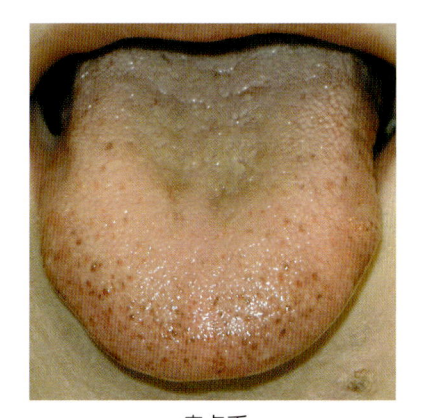

瘀点舌 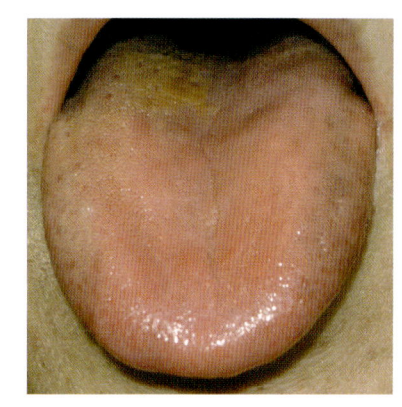　　　　　　　　　　　瘀斑舌（熱凝血瘀）

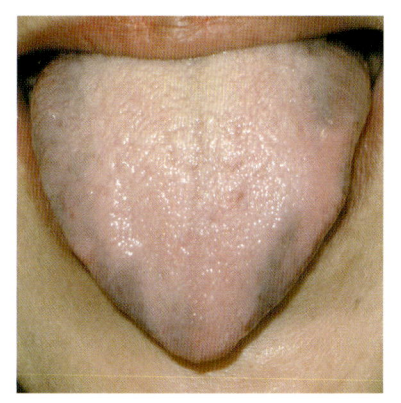

瘀斑舌（寒凝血瘀） 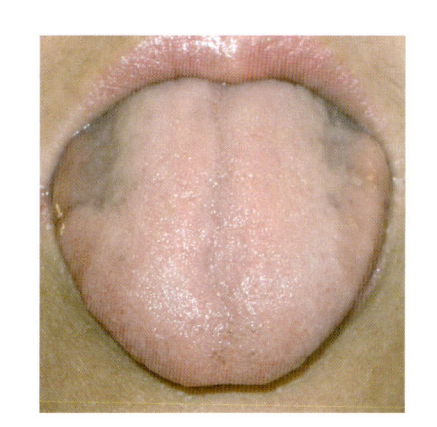　　　　　瘀斑舌（気虚血瘀）

| 舌下脈絡
（舌下静脈） | 舌裏の舌小帯両側に見える2本の紫っぽい舌下静脈を指す。健康なものの舌下静脈は，長さが舌尖までの3分の2以下，太さは2.5〜2.7mm以下である。異常な舌下脈絡は正常の長さや太さを超え，青紫色で怒脹・蛇行している。あるいは静脈瘤のような結節が見える。ときには2本以上の怒脹した静脈が見えることもある。 |

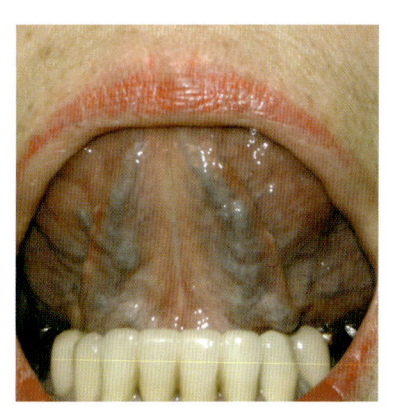

舌下脈絡（舌下静脈怒脹・蛇行）

【診断意義】
●瘀血証
　舌下静脈の異常は，ときに紫暗舌や瘀点や瘀斑より早く微小循環の異常状態を示し，早期の瘀血を判断する重要なデータである。

舌衄（ぜつじく）　舌面の出血を指す。

【診断意義】
❶血熱妄行
　紅絳舌とともに現れるのは血熱妄行*1によるものである。治療原則は涼血止血*2である。

❷脾不統血
　淡白舌・胖嫩とともに現れるのは脾不統血*3によるものである。治療原則は補気摂血*4である。

* 1　血熱妄行：血分に熱邪が盛んになって，血液を血管外に追い出し，出血を起こさせる状態。
* 2　涼血止血：血分の熱をしずめて止血すること。
* 3　脾不統血：脾の統血機能が低下して出血する状態。
* 4　補気摂血：脾気を補い，脾の統血の働きを高め出血を止めること。

舌瘡（ぜっそう）　舌面や舌底の粘膜潰瘍を指す。

【診断意義】
❶心火上炎・胃腸熱結
　紅舌・黄苔とともに現れ，患部の腫痛がひどいものは急性舌瘡*1に多くみられる。治療原則は清心瀉火*2・通便解毒*3である。

❷陰虚火旺
　紅舌・少苔無苔とともに現れ，患部の腫痛はそれほどひどくないものは慢性舌瘡に多くみられる。治療原則は養陰・清熱（虚火）・解毒である。

❸脾気虚
　淡舌か淡紅舌・薄苔とともに現れ，患部の痛みはそれほどないが，治りが悪い。治療原則は健脾益気である。

* 1　舌瘡：口内炎・舌炎などのこと。

1．舌質の望診

＊2　清心瀉火：心の熱邪・火邪を除くこと。

＊3　通便解毒：便通をよくして，毒素を除くこと。

4 舌態（舌の動き）

強硬舌（きょうこうぜつ）　舌が板のように強直して硬くて動きが悪く，呂律が回らない。

【診断意義】

❶熱入心包（ねつにゅうしんぽう）＊1・熱盛傷津

　紅絳舌・少津少苔燥苔を伴う。

❷風痰阻絡（ふうたんそらく）＊2・中風証（ちゅうふうしょう）＊3

　厚膩苔を伴い，四肢麻痺・神志昏迷（しんしこんめい）＊4などの症状がある。

＊1　熱入心包：熱邪が心包に侵入する状態。
＊2　風痰阻絡：風邪は痰を挟んで，経絡を阻む状態。
＊3　中風証：卒中のこと。
＊4　神志昏迷：意識不明。

痿軟舌（いなんぜつ）　舌体は弛緩・軟弱で舌を出す力がないように見える。

【診断意義】

●気血陰液虚損

　少津・少苔剝苔または無苔を伴う。気血陰液は虚損して，舌の筋脈を失養＊するものである。

＊　失養：養うことができない。

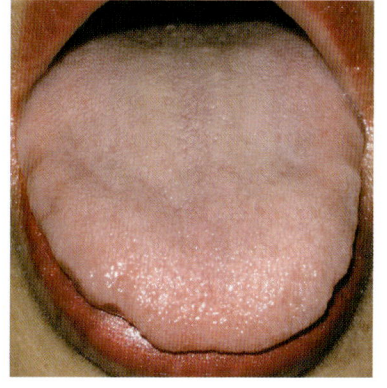

痿軟舌

顫動舌（せんどうぜつ）　舌体が微かに震えて，自力で止まらない。

【診断意義】

❶久病気血両虚・虚風内動

　淡白舌・瘦薄裂紋舌を伴うことが多い。

❷熱極生風（ねつきょくせいふう）＊1

　紅舌・紅点舌・少津・黄苔・高熱を伴う。

各論

❸肝腎陰虚・肝陽化風*2

　紅絳舌・舌辺紅点・少苔剥苔無苔を伴う。

　＊1　熱極生風：熱が極まり内風の生じる状態。
　＊2　肝陽化風：肝陽が上亢して内風に変化すること。

歪斜舌（わいしゃぜつ）　舌体や舌先が片側に偏っている。

【診断意義】
❶風邪中絡
　風邪が経絡に入り気血の流れを阻滞させるためである。
❷肝風挟痰阻絡*（かんぷうきょうたんそらく）
❸中風後遺症

　高血圧で舌の顫動・歪斜がみられる場合は中風の前兆を示す。

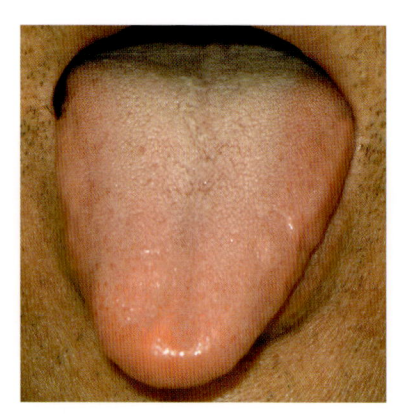

　＊　肝風挟痰阻絡：肝陽化風により生じた内風が痰を挟んで経絡を阻むこと。

歪斜舌

【2】舌苔の望診

舌苔（舌体の上に付着した苔状のもの）の望診は苔色・苔質の観察を含む。

正常な舌苔は，胃気が胃陰と消化器官に残留した少しの濁気を燻蒸して舌に上承＊するものである。苔の有無は胃気と胃陰の盛衰と関係している。病的な舌苔は病邪が体内に侵入し，胃気や湿濁・食滞と挾雑して舌へ持ち上がるものであるため，苔色・苔質は病邪の性質や病状の深さ，重さと関係する（図3）。

舌苔によって主に病邪の性質・病変部位の深さ・疾患の進退，および胃気胃陰の状態を推し量ることができる。

＊　上承：上に持ち上げる。

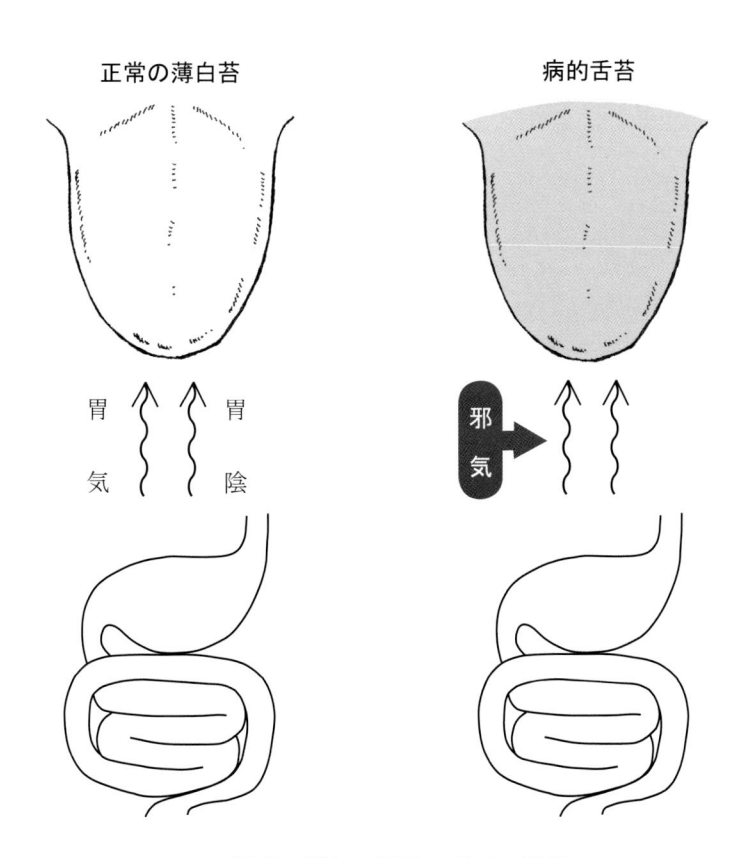

図3　胃気・胃陰と舌苔の関係

各論

1 苔色

主に白・黄・灰・黒の4種類ある。また2種類以上の色が一緒に現れるものもある。例えば白黄苔・灰黒苔など。

白苔（はくたい）　さらに薄白苔・白厚苔・白膩苔・白滑苔などに分類される。

【診断意義】

❶ 健康なもの・表証

　　薄白苔が現れる。薄白苔は健康な者に現れるものであるが，また表証に現れることもある。邪気が体表に侵入したばかりで，舌苔の変化としてまだ現れていないからである。表証にはさらに舌色や津液の状態によって，風寒表証[*1]と風熱表証[*2]に分類される。薄白苔ともに淡紅舌でやや湿潤しているものは風寒表証を示す。治療原則は辛温解表[*3]である。薄白苔とともに舌尖紅でやや乾燥しているものは風熱表証を示す。治療原則は辛涼疏風[*4]である。

❷ 裏寒証

　　白苔または白厚苔が現れる。白苔は寒証を主る。寒邪が裏に侵入して胃気や湿濁を挟んで舌に持ち上がると，白苔は厚くなる。

❸ 寒湿証・食積湿濁内停

　　白（厚）膩苔や白滑苔が現れる。寒邪が湿邪や食積[*5]を挟んで舌へ持ち上がると白膩苔・白滑苔になる。白膩苔・白滑苔とともに淡白胖嫩歯痕舌が現れるのは脾腎陽虚・水湿内停によるものである。治療原則は温陽化湿[*6]である。白厚膩苔・白滑苔とともに老舌・青舌が現れるのは寒湿[*7]・寒積[*8]によるものである。治療原則は散寒利湿[*9]である。

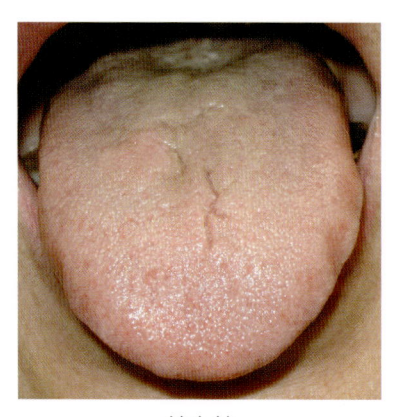

薄白苔 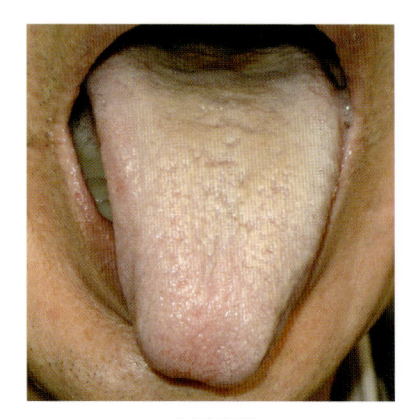　　　　　　　　　　　　　白膩腐苔

「白苔は表を主る，黄苔は裏を主る」「白苔は寒証を主る，黄苔は熱証を主る」といわれるように，一般的に白苔は主に表証・寒証を主り，黄苔は主に裏証・熱証を主る。これは病気の「常」である。ところが病気が複雑になると熱証でも白苔が現れることもある。これは病気の「変」である。そのような場合には，白苔に舌質の色や状態などを合わせて判断する。例えば，紅絳舌と白膩苔は臨床ではよくみられる舌象であり，外感熱病にそれらがみられれば，営分に熱邪があり気分に湿邪があることを示し，内傷雑病にそれらがみられれば，陰虚火旺と痰濁*10 食積を兼ねることを示す。また，おしろいが厚く積もって乾燥したように見える白苔を「積粉苔」と呼び，紅絳舌とともに現れる場合は，湿遏熱伏*11 の温疫*12，または内癰*13 を示す。その他，白燥苔は白苔が乾燥して津液がないものであり，白糙裂苔は顆粒が粗大・乾燥して裂苔も伴うものであり，白砂苔は顆粒が砂利のように粗大でしかも乾燥するものであり，すべて温熱病の燥熱傷津を示す。温熱や燥熱の邪気が強すぎ，すみやかに裏に侵入して苔がまた黄色くならないうちに津液を厳重に消耗されたためである。治療は迅速に清熱・救津を行うべきである。

白苔は主に病気やカゼの初期・寒冷性疾患・冷え症・胃腸障害・病気の回復期などによくみられるものである。

＊1 風寒表証：風邪と寒邪によって，悪寒が強く発熱が軽いなどの症状を起こす状態。
＊2 風熱表証：風邪と熱邪によって，発熱が強く悪寒が軽いなどの症状を起こす状態。
＊3 辛温解表：辛温の薬を用いて発汗して表証を治療すること。
＊4 辛涼疏風：辛涼の薬を用いて風邪を追い払うこと。
＊5 食積：脾胃の運化の失調により食べものが消化吸収できず留まっている状態。
＊6 温陽化湿：陽気を温めて，水湿を取り除くこと。
＊7 寒湿：寒邪と湿邪が合わさったもの。
＊8 寒積：寒邪と食積が合わさったもの。
＊9 散寒利湿：温めることによって，寒邪を追い払って，湿邪を取り除くこと。
＊10 痰濁：水分の代謝失調によって水が留まっているために生じた病理産物。粘稠なものを「痰」，清稀なものを「飲」という。痰濁は粘稠し，さらに汚れるものを指す。
＊11 湿遏熱伏：湿邪が阻遏することによって，熱邪が中にこもって外へ到達できない状態。
＊12 温疫：重篤な急性伝染病のこと。
＊13 内癰：体内の化膿性疾患のこと。

黄苔

黄色の濃淡や苔の状態により，淡黄・深黄・焦黄・黄膩・黄滑などに分類される。

【診断意義】

❶裏熱証

黄苔は熱邪の燔灼*1 によって生じたものである。苔が白から黄色へ変わるのは，

各論

邪気が表から裏に入り，または病証が寒から熱に変化したことを示す。苔色は黄色ければ黄色いほど，熱が重いことを示す。淡黄苔は表邪が裏に入り化熱する，あるいは軽度の熱証を示す。治療原則は清熱・清肺である。深黄苔とともに少津・紅舌を伴えば裏熱傷津の中程度の裏熱証を示す。治療原則は清熱瀉火・生津止渇である。焦黄苔(焦げたような黄色い苔)とともに燥苔・紅絳舌・紅点芒刺を伴えば熱盛傷津・胃腸熱結の重度の裏熱証を示す。治療原則は峻下熱結*2・急下存陰*3である。また，部分的な黄苔とともに剝苔・紅絳舌・少津を伴えば熱盛傷陰を示す。

❷湿熱・痰熱*4

黄膩苔や黄膩腐苔や黄滑苔がよく現れる。熱邪は水湿・痰濁・食積を夾雑して，あるいは湿濁・食積が化熱して上へ持ち上げるものである。治療原則は清熱利湿・清熱化痰である。

一般的には黄苔は熱を主る。これは病気の「常」であるが，病気の「変」の場合もある。例えば，淡黄苔とともに滑苔・淡胖嫩舌が現れれば陽虚水湿内停を示す。これは脾腎陽

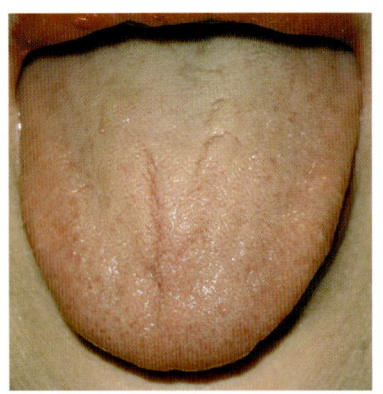

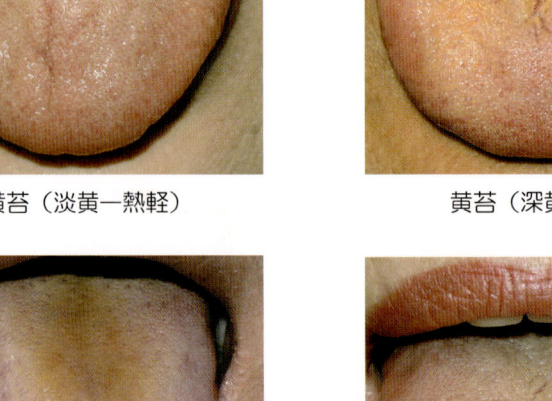

黄苔（淡黄―熱軽） 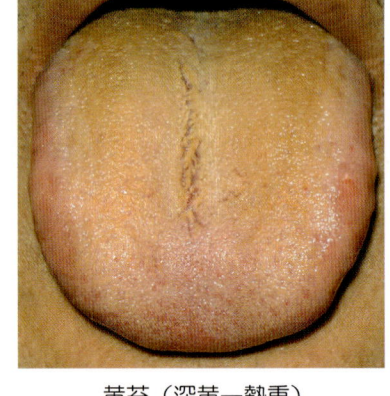　　　　黄苔（深黄―熱重）

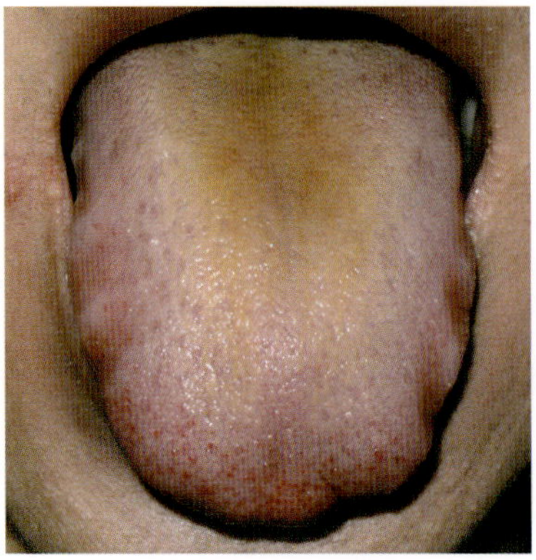

黄苔（焦黄―熱結） 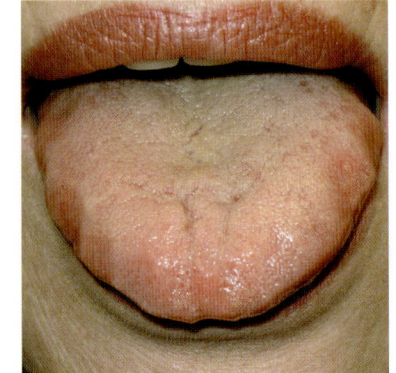　　　　黄苔（黄膩―湿熱・痰熱）

虚によって水湿を温運できず形成されるものである。治療原則は温陽利湿である。

黄苔は急慢性発熱性疾患・化膿性疾患・伝染性感染症・胃腸炎・胆嚢炎・肝炎などの炎症によくみられる。

* ＊1　燔灼：焼く，あぶる。
* ＊2　峻下熱結：大黄などの峻烈な瀉下薬で，胃腸の熱結を取り除くこと。
* ＊3　急下存陰：すみやかに瀉下薬を用いて便通をよくして，熱を下げ，熱邪による津液損傷を防ぐこと。
* ＊4　痰熱：痰と熱邪が合わさった状態。

灰苔・黒苔（かいたい・こくたい）

灰苔・黒苔は裏証の重症にみられるものであり，灰苔は薄い黒色であり，濃くなると黒苔になる。灰苔は黒苔より病状が軽く，黒苔は灰苔より病状が重いものを示す。灰苔と黒苔はもともと黄苔または白苔から変化してきたものであるため，灰苔や黒苔がみられれば，さらに舌色・舌形および苔の状態によって寒熱を見分ける必要がある。

【診断意義】

❶熱極傷津・陰虚火旺

灰苔や黒苔は乾燥無津であり，部分的な剝苔・紅絳舌・裂紋を伴うと熱極津枯（ねっきょくしんこ）＊1を示す。治療原則は清熱生津・滋陰降火である。

❷湿熱・痰熱内蘊（たんねつないうん）＊2

灰膩苔や黒膩苔とともに部分的な黄膩苔・紅舌少津を伴うと湿熱や痰熱を示す。湿熱や痰熱は久鬱不化（きゅううつふか）＊3によるものである。治療原則は清熱解毒・利湿化痰である。

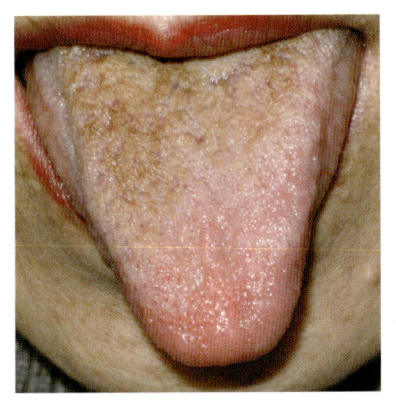

灰苔 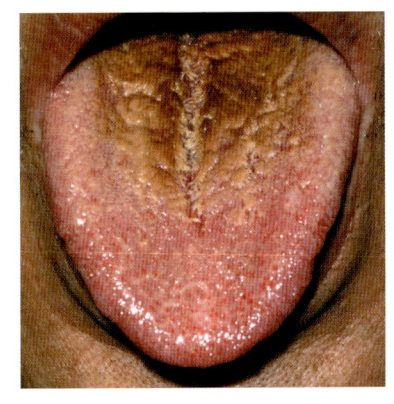　　　　　　　　　　黒苔

各論

❸陽虚寒盛・痰飲内停

灰膩苔か黒膩苔は湿潤であり，部分的な白膩苔・淡暗舌・胖嫩を伴うと陽虚寒湿・痰飲内停を示す。これは陽虚寒盛によって水湿を温運できず，水湿痰飲が長く停留するためである。治療原則は温陽散寒・温化水湿である。

灰苔と黒苔は高熱・脱水・化膿性疾患・発熱性疾患・慢性炎症などの重篤なもの，あるいは抗生物質の長期使用後によくみられる。

* 1　熱極津枯：熱邪が亢盛になって，津液を大いに損傷して枯れる状態。
* 2　痰熱内蘊：痰と熱邪が合わさって，体内にこもっている状態。
* 3　久鬱不化：長期間停留して取れないこと。

| 緑苔（りょくたい） | たまにみられることがあり，湿熱・痰熱と関係する。臨床では炎症疾患，特に胆嚢炎・胆嚢胆管結石の患者にみられることがある。 |

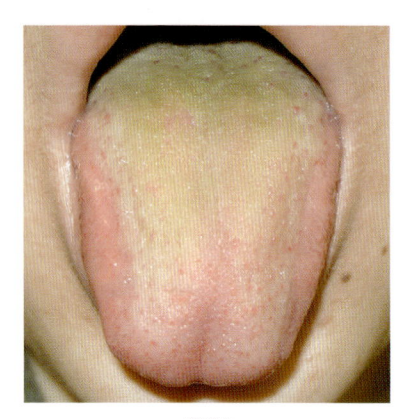

緑苔

2 苔質・苔状

1）厚薄

「薄苔は表を主る，厚苔は裏証を主る」。苔の厚さおよび厚さの変化から，病変部位の深さ・病邪の軽重・病状の進退を推量することができる。

| 薄苔（はくたい） | 苔が薄くて苔を透かして舌体の色が見えるもの。「見底」ともいう。 |

【診断意義】
❶表証
❷内傷軽証
❸健康なもの

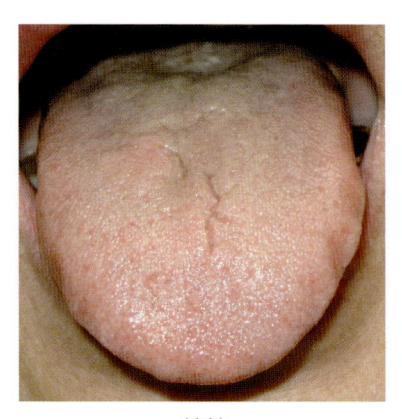

薄苔

薄苔は胃気正常の印であるため健康なものにみられる。また，表証・内傷軽証に胃気の異常がない場合にもみられる。

厚苔（こうたい）

苔が厚くて舌体の色がまったく見えないもの。「不見底」という。

【診断意義】

❶裏証

邪気は裏に入ると苔は厚くなる。

❷痰飲・水湿・食積

厚膩苔・厚腐苔として現れる。病邪・湿濁などが胃気を挾んで舌へ持ち上げるためである。

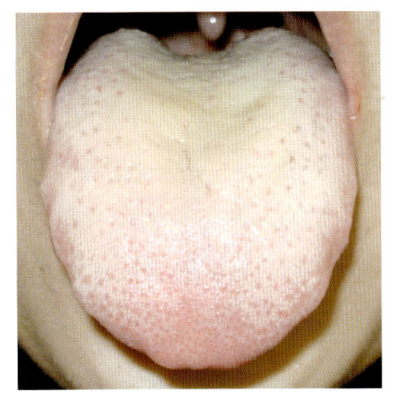

厚苔

苔の厚薄の変化により，病位の深さ・病邪の軽重・病状の進退を推測することができる。薄苔から厚苔への変化は，表証から裏証へ・軽症から重症へ・病状が増悪して邪気が進む兆候である。逆に，厚苔から薄苔への変化は，重症から軽症へ・病状が好転して邪気が退く兆候である。

薄苔よりさらに薄く，苔があるかどうかわからないほどの透明な苔は「透明苔」と呼ぶ。薄苔から透明苔への変化は脾胃気虚を示すが，無苔から透明苔への変化は胃気が回復しつつあり，苔が生え変わる兆候を示す。

2）潤燥

正常の舌苔に適切な潤いがある。それは「潤苔」と呼び，津液未傷*1を示す。苔の潤燥を観察することによって体内の津液の盛衰・輸布*2の状態を推測することができる。

*1　津液未傷：津液はまだ傷ついていない状態。
*2　輸布：輸送，分布。

滑苔（かったい）

苔の上に水分が多くすぐにでも滴るような感じがする。「水滑苔」とも呼ぶ。

【診断意義】

●寒湿水飲・陽虚水飲内停

白滑苔とともに淡白舌・胖嫩・歯痕が現れる。陽虚内寒によって津液を温運できず水飲が内停することによるものである。治療原則は温陽散寒・

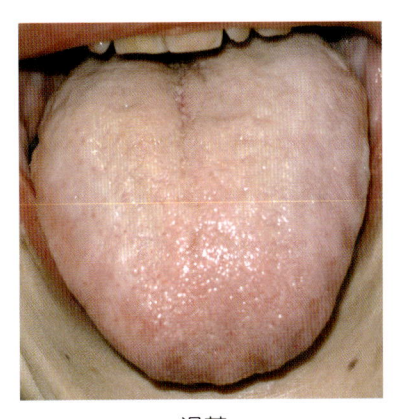

滑苔

各論

化気利水である。

燥苔（そうたい） 苔は乾燥して津液がないもの。はなはだしくなると苔の粒が砂状に粗くザラザラするが，これを「糙苔（ぞうたい）」と呼ぶ。

【診断意義】

❶熱盛傷津・燥邪傷肺

　燥苔や糙苔とともに紅絳舌・裂紋を伴うものは，熱邪・燥邪＊1（そうじゃ）が盛んで津液を損傷したり，陰液虧損したりして，舌が潤わないことによるものである。治療原則は清熱・養陰・生津である。

❷陽虚気化不行

　燥苔とともに淡白舌・胖大舌を伴うものは陽虚・津不上承（しんふじょうしょう）＊2を示す。陽虚気化不能によって津液を舌へ上承できないためである。治療原則は温陽化気行水（おんようかきこうすい）＊3である。

　苔の潤燥は体内の津液状態を示すデータである。潤苔から滑苔への変化は津液運化失調（しんえきうんかしっちょう）＊4・水湿痰飲停留を示すが，滑苔から潤苔への変化は水湿痰飲が取り除かれる兆候である。また，潤苔より燥苔への変化は津液損傷を示すが，燥苔より潤苔への変化は津液回復の兆候である。

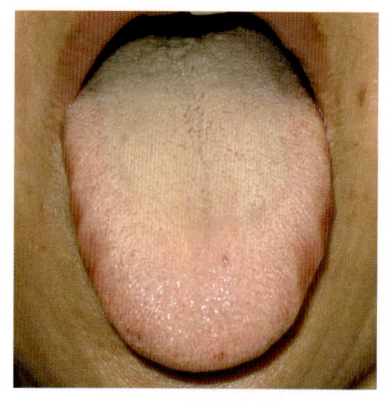

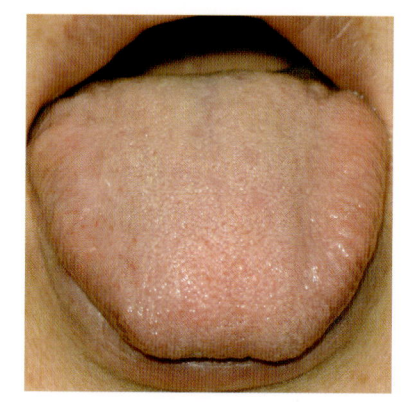

燥苔（熱盛傷津）　　　　　　　　燥苔（陽虚気化不行）

＊1　燥邪：六淫外邪の1つ。
＊2　津不上承：津液が上に届かない。
＊3　温陽化気行水：陽気を温めることによって気の水分代謝の働きを良くして，津液を舌へ上承させること。
＊4　津液運化失調：肺・脾・腎の水分代謝機能が失調すること。

3）腐膩

膩苔と腐苔が一緒にみられるものは「腐膩苔」と呼ぶ。

膩苔（じたい） 舌面にべったりとして張り付き，細かく緻密で，こそいでも取れないもの。「有根苔」でもみられる。

【診断意義】
●湿邪・水飲・痰濁・食積

膩苔は湿濁の邪気が内蘊*1して，胃気などの陽気を阻遏*2することによるものである。さらに苔色や潤いの状態により寒熱を見分ける。白膩苔・白滑膩苔は寒湿・寒痰*3・水飲*4を示す。治療原則は散寒利湿・芳香化濁*5・温中燥湿*6である。黄膩苔，また少津が現れれば湿熱・痰熱・食積化熱を示す。治療原則は清熱化湿・清熱化痰である。

暗くて汚い膩苔を「垢膩苔（こうじたい）」と呼ぶ。膩苔に汚い粘液が覆われるものを「粘膩苔（ねんじたい）」と

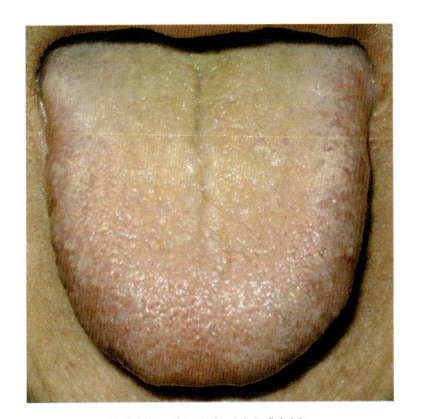

膩苔（厚白黄膩苔） 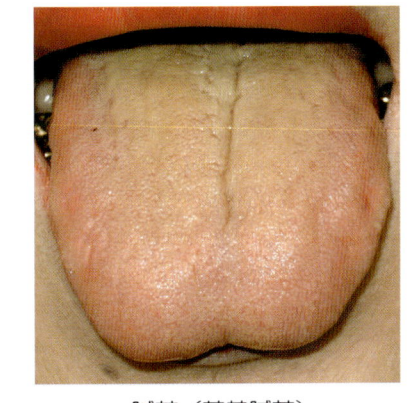　　　　　膩苔（薄黄膩苔）

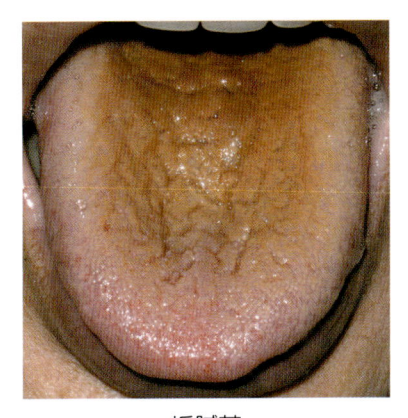

垢膩苔 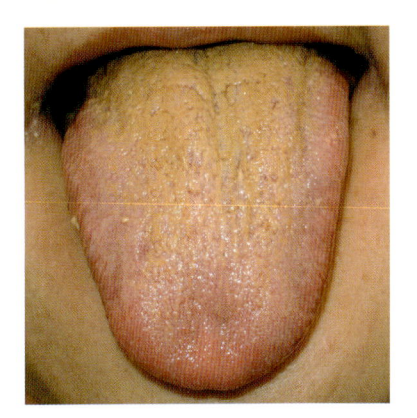　　　　　粘膩苔

各論

呼ぶ。これは重度の湿濁の内蘊を示す。

- ＊1　内蘊：内にこもっている。
- ＊2　阻遏：阻む，抑制する。
- ＊3　寒痰：寒邪と痰が合わさったもの。
- ＊4　水飲：水分の代謝失調によって水が留まっているために生じた病理産物。粘稠なものを「痰」，清稀なものを「飲」という。
- ＊5　芳香化濁：芳香性の薬物を用いて湿濁を取り除くこと。
- ＊6　温中燥湿：中焦を温めて，湿邪を取り除くこと。

腐苔（ふたい）

舌面におから状（脱落の糸状乳頭・細菌・食べもの残留物など）のものが厚く積もり，粒が粗大でこそぐと取れやすいもの。「無根苔」でもみられる。

【診断意義】

●食積痰濁化熱・内癰

腐苔は熱邪と痰濁や食積が挾雑して舌へ持ち上がって形成されるものである。食積化熱・痰濁化熱，あるいは内癰の陽熱有余＊1のときによく現れる。治療原則は清熱祛邪である。

腐苔で暗くて汚いものは「腐垢苔（こうふたい）」と呼ぶ。腐苔に膿のような粘液で覆われるものは「膿腐苔（のうふたい）」と呼び，内癰によくみられるものである。

また，舌に白いカビのような苔があり，こそぐと取れるがすぐに生じてくるものは，「霉腐苔（まいふたい）」「口糜（こうび）」と呼ぶ。これは正気が衰敗＊2し，穢濁の邪気が上乗して現れるものである。カビ・口腔カンジダ症などのときによくみられる。

一般的には，膩苔が腐苔に変化するのは邪盛正衰の兆候を示しており，腐苔がなくなり薄い苔が生えてくるものは正勝邪退＊3（せいしょうじゃたい）の兆候を示すものである。

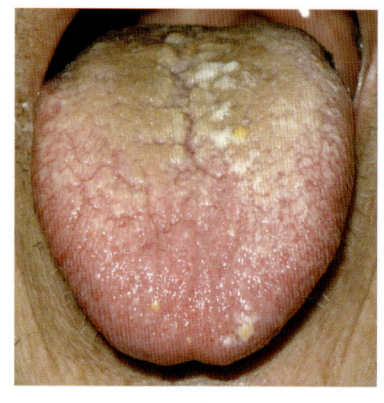

腐苔 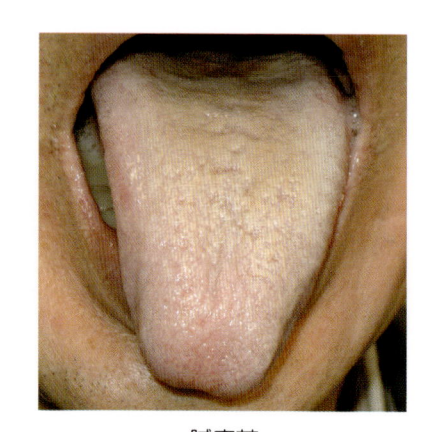　　　　　　　　　　　膩腐苔

腻腐苔は各種の急・慢性炎症疾患，特に胃腸炎・肝炎・胆嚢炎・気管支炎，また心疾患・脳血管障害などによくみられる。

* 1　陽熱有余：陽熱の邪気が多く存在する状態。
* 2　衰敗：衰えること。
* 3　正勝邪退：邪正闘争の過程で，正気が勝って邪気が退くこと。

4）剥落

　苔の一部分が剥がれるのは「花剥苔」「地図舌」と呼び，苔が完全に剥がれて乳頭も消失し，舌面が鏡の光ったように見えるのは「光剥苔（こうはくたい）」「鏡面舌（きょうめんぜつ）」と呼ぶ。

【診断意義】
❶胃の気陰両傷

　剥苔・花剥苔・地図舌がよくみられる。これは胃気胃陰の損傷によって舌苔を化生できなくなるためである。紅舌とともに剥苔・花剥苔（地図舌）が現れるのは陰虚を主体としている。淡白舌とともに剥苔・花剥苔（地図舌）が現れるのは気虚を主体としている。治療原則は益気養陰である。仮に花剥苔（地図舌）と部分的な腻苔が兼ねた場合は，痰湿がなお存在し，気陰はすでに損傷されてしまっていることを示す。その他，健康な児童に剥苔がみられれば臓腑未充（ぞうふみじゅう）*1・胃気未盛（いきみせい）*2であることを示す。

❷胃腎気陰大傷

　光剥苔・光滑舌・鏡面舌がみられ，剥苔のなかで最も重いタイプであり，胃腎の陰液が虧損して，胃気が大傷していることを示す。鏡面舌とともに紅絳舌が現れれば熱盛傷陰・陰虚火旺を示す。治療原則は滋陰降火である。鏡面舌とともに淡白舌が現れれば脾胃虚損・気血虧虚を示す。治療原則は健脾益気養血である。重病・久病に光剥苔・光滑舌・鏡面舌がみられれば予後がよくないことを示す。その他，あまり症状の

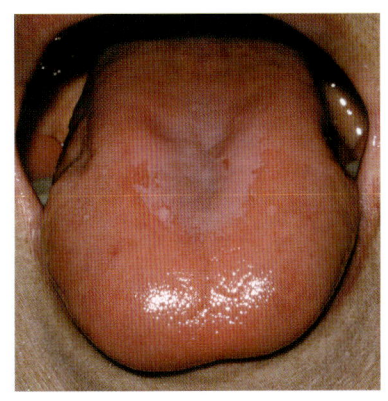

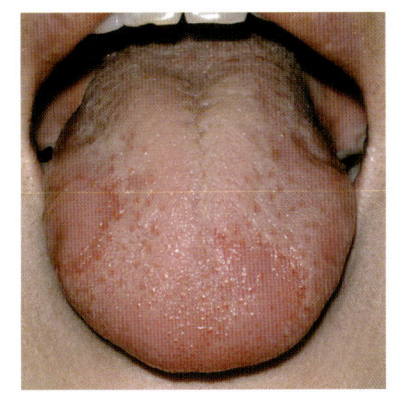

剥苔　　　　　　　　　　剥苔・（花剥苔）

みられない老人に鏡面舌が現れる場合は，それほど病状が重くないが，胃気・胃陰が虚弱していることを示すものである。

苔の剝落部分が光滑ではなく，乳頭の顆粒のようなものがみられるものは「類剝苔」と呼ぶ。これは久病・気血不足を示す。

剝落苔は栄養不良・免疫機能低下・胃腸機能失調・アレルギー体質・緊張不安になりやすい体質および慢性疾患によくみられる。ただし，少なからず先天性の剝落苔もあるので注意が必要である。

 ＊1 臓腑未充：臓腑機能はまだ充実していない状態。
 ＊2 胃気未盛：胃気がまだ充実していない状態。

5）有根・無根

胃気の盛衰・病気の予後を示す。

有根苔（ゆうこんたい） 苔は舌面にしっかりと貼り付き，こそいでも取れない。「真苔（しんたい）」ともいう。

【診断意義】
●**胃気存在**
病気の予後がよい。

無根苔（むこんたい） こそぐと苔が容易に取れるものであり，「仮苔（かたい）」ともいう。

【診断意義】
●**胃気衰敗**
病気の予後が悪い。

病状が複雑になると，真熱仮寒（しんねつかかん）＊1あるいは真寒仮熱（しんかんかねつ）＊2の複雑な舌象が現れることがある。四診合参によって総合的に判断するべきである。

 ＊1 真熱仮寒：陽気が陽熱邪気によって閉じ込められ外に到達できないために手足厥冷，沈脈などの寒証のような症状が現れる状態。
 ＊2 真寒仮熱：陰寒の邪気が強すぎ，陽気が外に押しやられるため身熱・面赤・大脈などの熱証のような症状が現れる状態。

【3】舌質と舌苔の総合的な判断

　舌質は主に気血津液・臓腑機能の正気の状態を反映する。舌苔は主に病邪の性質・病位の深さ・病状の進退および胃気胃陰の状態を反映する。しかし，臨床診断の際には舌質と舌苔を総合的に判断しなければならない。

①舌質と舌苔の臨床意義が一致している場合

　　例えば，

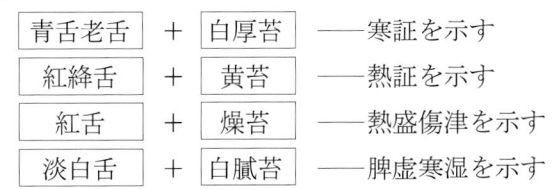

　　　　青舌老舌　＋　白厚苔　——寒証を示す
　　　　紅絳舌　　＋　黄苔　　——熱証を示す
　　　　紅舌　　　＋　燥苔　　——熱盛傷津を示す
　　　　淡白舌　　＋　白膩苔　——脾虚寒湿を示す

②舌質と舌苔の臨床意義が矛盾する場合

　　例えば，

　　　　紅絳舌　＋　白膩苔　——気分に湿があり営分に熱がある。または陰虚火旺
　　　　　　　　　　　　　　　と痰濁食積を兼ねるものを示す
　　　　淡胖嫩舌　＋　淡黄滑苔　——陽虚水湿内停を示す

③治療前後の舌象の比較や，動態的に舌を観察することによって，病気の進退・予後を推察することができる。

④四診合参し，ときに「捨症取舌」，ときに「捨舌取症」することも必要である。

Memo　舌診による体質の判断
気虚体質：淡白舌・歯痕　＋薄白苔
陽虚体質：淡白舌・胖大・嬌嫩・歯痕　＋水滑苔
血虚体質：淡白舌・痩薄　＋薄苔
陰虚体質：紅（絳）舌・裂紋・痩薄・少津　＋少苔剥苔または無苔（鏡面舌）
実熱体質：紅（絳）舌・老舌・紅点・芒刺　＋黄苔・灰黒苔・乾燥
実寒体質：青紫舌・老舌　＋白厚苔・灰黒苔・潤湿
痰湿体質：青紫舌または淡白舌・胖大・嬌嫩・歯痕　＋白膩苔・白滑苔・白腐苔・灰黒膩滑苔
湿熱体質：紅舌・紅絳舌・胖大　＋黄膩苔・黄腐苔・黄滑苔・灰黒膩腐苔
瘀血体質：暗（青紫・紫暗・淡紫淡暗・紅紫・暗紅）舌・瘀斑・瘀点，舌下静脈怒脹・蛇行・結節

各論

【4】舌診の実際

ここでは症例を提示して舌診の臨床診断の意義を紹介する。

症例 1

（付属CD-ROMでは症例5）

患者：Kさん，女性，44歳。
初診：×××4年2月18日
主訴：肺がん
現症：顔色萎黄・少し咳がでる・痰が粘っこく喀出しにくい・ときに血痰が出る・右背部が痛む・疲れやすい・便乾。
現病歴：2カ月前から微熱・血痰・背部の痛みがある。検査の結果，右肺下葉に3×4.5cm大のがんが見つかった。今後，精査を受けながら化学療法か手術のいずれを行うかを決める予定。
脈診：細弦
舌診：淡舌やや暗・舌中部に深い裂紋・薄白苔・舌全体は色彩も潤いも欠けて無神舌に近い・舌下静脈の怒張・結節

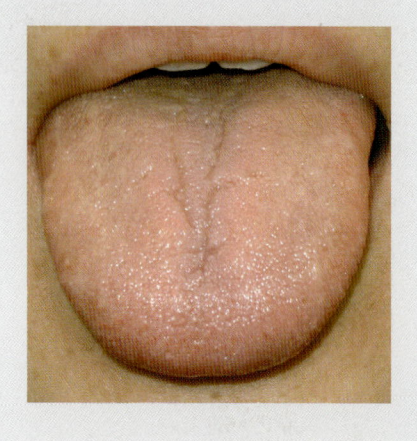

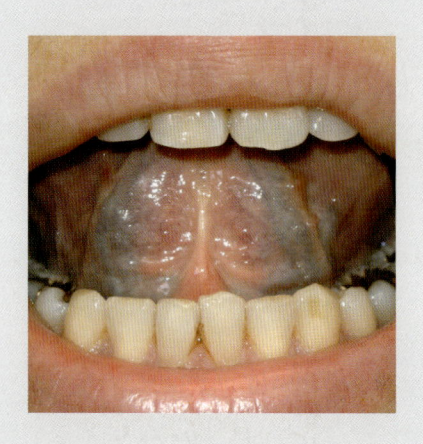

【舌象の分析】
- 淡舌やや暗・舌中部に深い裂紋・舌全体は色彩も潤いも欠けて無神舌に近い ── 重度の気血両虚あるいは重度の気陰両虚を示す
（症状と合わせて肺の気陰両虚と判断）
- 舌下静脈の怒張・結節 ── 瘀血を示す

◆**舌象の傾向**：虚熱・少津・瘀血

弁証：［本証］肺の気陰両虚・［標証］痰瘀阻肺
治則：補気養血・滋陰潤肺・扶正祛邪
処方：十全大補湯合滋陰至宝湯加減
組成：黄耆6g，茯苓4g，当帰5g，杏仁4g，川貝母4g，阿膠5g，仙鶴草4g，鶏血藤6g，十薬4，霊芝3g，陳皮4g
＊その後，阿膠・仙鶴草を除き，白花蛇舌草・半枝蓮・冬虫夏草・西洋人参などを加減した。

処方分析：

黄耆・茯苓・当帰	── 補益気血
杏仁・川貝母・阿膠・陳皮	── 滋陰潤肺・化痰止咳
（阿膠）・仙鶴草	── 養血止血
霊芝・十薬	── 扶正抗癌
鶏血藤	── 活血補血

経過

抗がん剤の投与後，肺がん手術を受けた。術後，倦怠無力・疲れやすい・右頸部リンパ節に転移があるため，イレッサ®の投与を始めた。漢方を加減しながら治療を続け，疲れは改善し，空咳はほとんどないが，ごくわずかに痰がのどに絡む。口渇・便やや乾燥。舌色に少しずつ赤みが出てきて，裂紋は減少した。また舌下静脈の状態はかなり改善した。

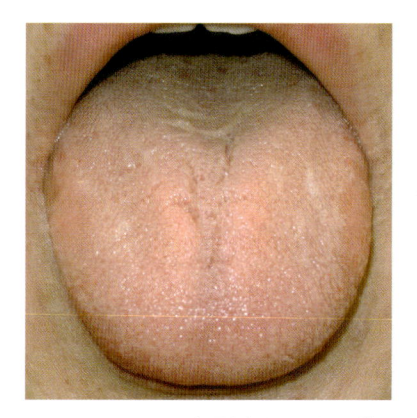

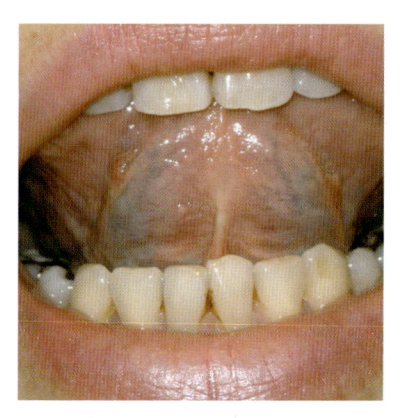

初診から8カ月後の写真（×××4年10月6日）

その後，胸部検査で頸部の腫大したリンパ節が縮小。イレッサ®の投与を止め，漢方だけで継続治療中。

各論

症例2
(付属CD-ROMでは症例36)

患者：Oさん，女性，58歳。
初診：×××4年6月17日
主訴：左顔面の痺れ・こわばり
現症：10年前から左顔面に痺れとこわばりがある。検査上は異常がない。疲れると痺れとこわばりが出やすい。最近，腰痛と足の痺れも伴う。胃が重苦しく吐き気がしやすい。寝不足や疲れると舌がしみる。
脈診：右細滑・左沈弱
舌診：紅絳舌・舌尖に紅点・舌面に深い裂紋・剝苔・舌中にわずかな黄膩苔

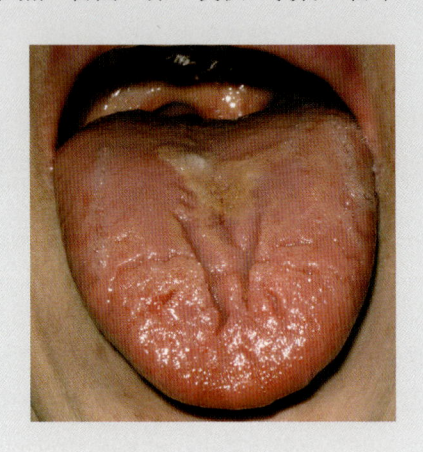

【舌象の分析】

- 紅絳舌・深い裂紋 ──── 気陰虚・陰虚内熱を示す
- 剝苔 ──── 胃の気陰両虚を示す
- わずかな黄膩苔 ──── 湿熱未清を示す

◆**舌象の傾向**：虚熱・潤

弁証：湿熱未清・気陰已傷・筋脈失養
治則：健脾益気・清利湿熱・舒筋通絡
処方：六君子湯合宣痺湯加減
組成：人参4g，白朮3g，茯苓4g，麦門冬4g，当帰4g，白芍4g，鶏血藤6g，防已4g，薏苡仁5g，牛膝4g，丹参4g，木香3g，甘草2g
処方分析：

人参・白朮・茯苓・麦門冬・当帰・白芍 ──── 健脾益気・養陰血

防已・薏苡仁	── 清熱利湿
牛膝・丹参・鶏血藤	── 活血通絡
木香・甘草	── 理気和胃

経過

　顔のこわばりと痺れは改善し，胃の重苦しさ・吐き気・舌がしみるのも改善してきた。舌色は深みのある絳舌から紅舌に変化。裂紋・剝苔は改善し，黄膩苔もかなり薄くなってきた（経過①）。

　さらに1カ月後，顔のこわばりがなくなり，舌がしみることも減少。正常に近い淡紅舌になり，裂紋も浅く少なくなった。舌面には正常に近い薄白苔がみられるようになり，舌尖の紅点は縮小した。舌根には少し黄膩苔がある（経過②）。治療継続中。

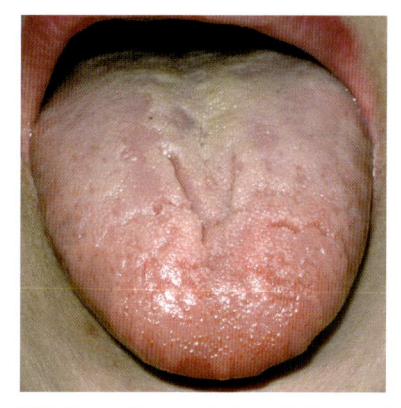

経過①　初診から2カ月半後の写真（×××4年9月7日）

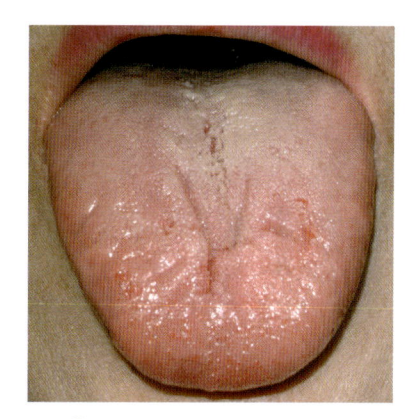

経過②　初診から3カ月半後の写真（×××4年10月6日）

症例3

（付属CD-ROMでは症例37）

患者：Yさん，女性，60代。

初診：×××4年10月6日

主訴：肺がん・縦隔腫瘍

現病歴：×××3年1月，検診で左肺中葉に3cm大の腫塊と縦隔リンパ腫大が見つかった。同年3月，漢方相談に来た。咳と痰はないが，やや疲れと口渇があった。舌診は紅舌・裂紋，脈診は沈やや滑脈・尺弱。肺腎気陰不足の証を立て，麦門冬湯・滋陰至宝湯・川貝母・白花蛇舌草を処方。

　その後1年半かけて，胸部CT・MRI・気管支鏡および縦隔鏡の生検などさまざまな精査を受けた。その結果，×××4年6月，縦隔リンパに肉芽腫のようながん

各論

細胞が見つかった。放射線治療を受けたものの、腫瘍は消えなかった。その後、疲れやすくなり、体重がかなり減り少し動くだけでも息苦しい・咳と痰が少し出る・口渇・食欲不振・精神的な不安が多い症状がみられるようになった。

脈診：細弦
舌診：淡紅舌・歯痕・舌中に深い裂紋・薄白苔・少津・舌尖舌辺舌根に剥苔

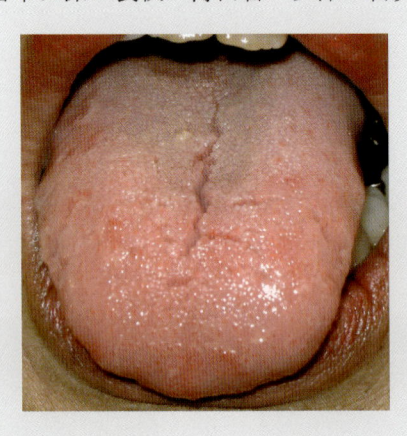

【舌象の分析】
● 歯痕・深い裂紋・剥苔・少津 ──── 重度の気陰両虚を示す

◆舌象の傾向：虚熱・少津

1年前から肺腎気陰両虚の治療を行っていたが、この1年半、病気や検査に対してストレスがかかり、さらに放射線治療によって気陰両虚がかなり進んでいた。

弁証：[本証]肺腎気陰両虚・[標証]気滞・痰毒内停
治則：[本治]補肺益腎養陰・[標治]理気化痰・解毒抗癌
処方：
①星火霊芝宝（霊芝胞子末・霊芝微粉末・冬虫夏草菌糸体）2H/日、1H/回
②西洋人参錠剤　6T/日、3T/回。
③滋陰至宝湯（エキス）4g＋川貝母末2g＋白花蛇舌草（エキス）1g/日、3回/日
ミカンの皮が入った茶を飲む。
＊その後、③を除いた。

処方分析：

西洋人参・冬虫夏草・滋陰至宝湯・川貝母 ──── 補肺滋陰化痰

霊芝胞子・白花蛇舌草（冬虫夏草）──── 解毒抗癌

ミカンの皮 ──── 理気

経過

咳と痰が減り，食欲が出てきた。体調は改善してきた。歯痕や裂紋が減少し，剝苔はかなり改善（**経過①**）。

その後，たまに咳をするが痰はほとんどない。口渇が減り，元気が出てきた。胸部精査の結果，縦隔の腫瘍は放射線治療後よりも縮小した。深い裂紋はさらに改善。舌辺に少し剝苔がある（**経過②**）。

治療を継続し，だるさはかなり減少した。たまに空咳が出る。体重が4kg増加。裂紋は浅くなった。舌辺には剝苔がある（**経過③**）。

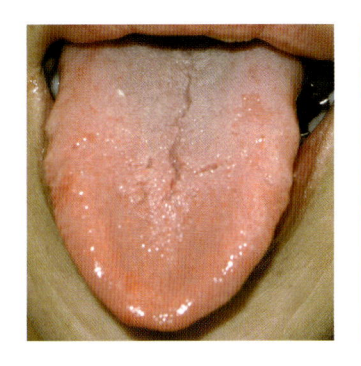

経過① 初診から1カ月後の写真（×××4年11月10日）

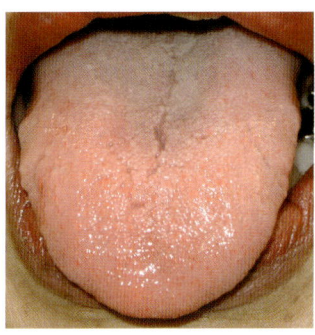

経過② 初診から6カ月後の写真（×××5年4月6日）

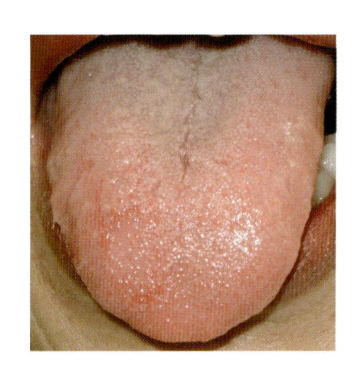

経過③ 初診から8カ月後の写真（×××5年6月29日）

現在，補気養陰・扶正抗癌の治療を継続中。

症例4

（付属CD-ROMでは症例43）

患者：Yさん，女性，50歳。
初診：×××4年1月27日
主訴：口唇周囲の湿疹・手足の冷え
現病歴：アレルギー体質のため皮膚に発疹がでやすい。半年前から化粧品のかぶれによって口唇周囲に湿疹が出た。口唇の周りに広範囲に赤丘疹が密集し，灼熱感があり，瘙痒がひどい。1カ月前からからだの柔らかい部分に蕁麻疹が出てきた。胃痛が起こりやすい・食欲が少ない・便秘気味・腹脹・ガスが溜まりやすい・寝つきが悪い・もともと手足が冷える・下肢静脈瘤がある。
脈診：細弦脈
舌診：淡暗舌・舌尖紅星・芒刺が多い・わずかに歯痕・薄白膩苔

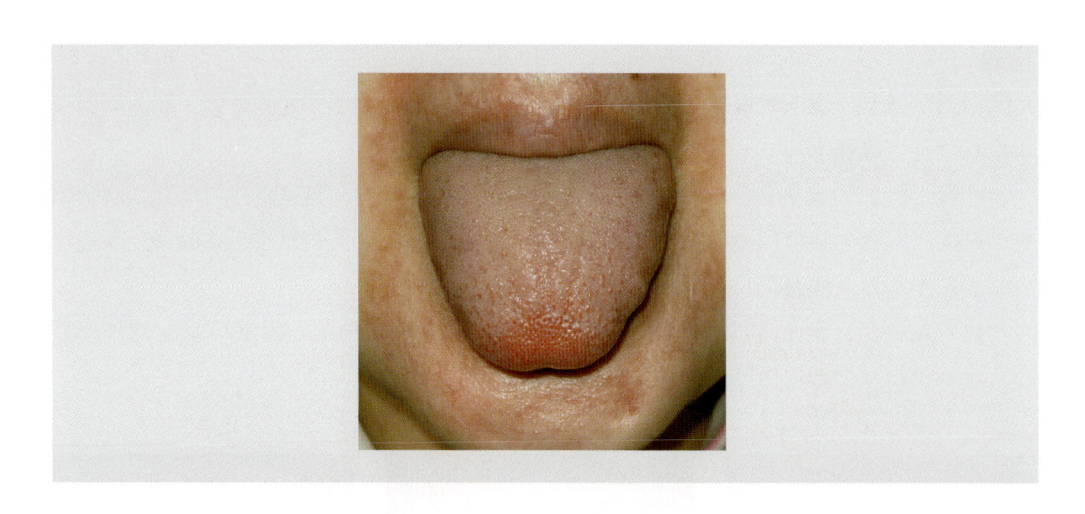

各論

【舌象の分析】
- 舌尖の紅星（紅点より大きいもの）
  芒刺（舌面に突起するもの） ┐
                                  └ 心脾熱結を示す
- 白膩苔　　　　　　　　　　 ── 湿を示す
- 淡暗舌・歯痕　　　　　　　 ── 本証の脾虚陽虚の体質を示す

◆舌象の傾向：実熱・湿

弁証：［標証］心脾熱結・湿熱上蘊・［本証］脾陽気虚
治則：［標治］清心瀉火・清熱利湿・［本治］健脾益気
処方：

［標治］清熱利湿
三黄瀉心湯（エキス）1ｇ＋竜胆瀉肝湯（エキス）5ｇ＋消風散（エキス）3ｇ＋白花蛇舌草（エキス）2ｇ＋薏苡仁末1ｇ／日，3回／日
＊その後，竜胆瀉肝湯を除き，温清飲などを加減した。

［本治］健脾益気
六君子湯（エキス）3ｇ＋平胃散（エキス）3ｇ＋三仙茶（エキス）2ｇ／日，2回／日

経過

蕁麻疹はすぐに消失したが，口唇の湿疹は一進一退で少しずつ減少。6カ月の治療で，丘疹と痒みはかなり少なくなり，舌尖の紅星・芒刺も減少。標治を減らし本治の治療を加えた（経過①）。

同じ治療を続け，口唇の湿疹はほとんどなくなった。手の冷えも改善したが足の冷え

は変わらない。舌色は赤みが出てきて，舌尖の紅星・芒刺はなくなったが，わずかに紅点が残っている。歯痕軽減，膩苔も薄苔に変わってきた（**経過②**）。

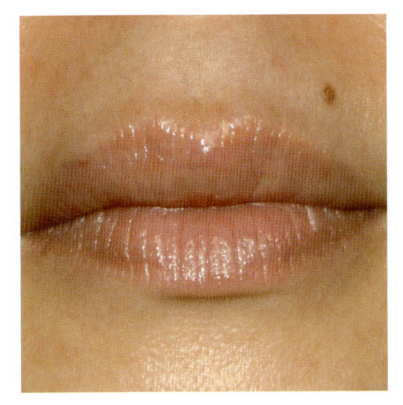

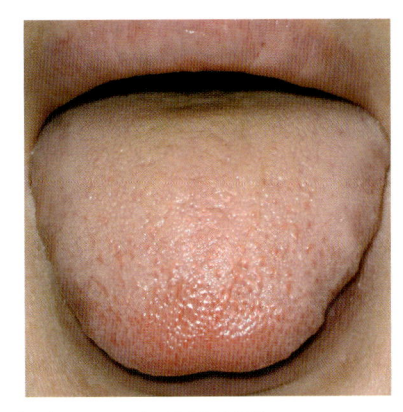

経過① 初診から7カ月後の写真（×××4年9月2日）

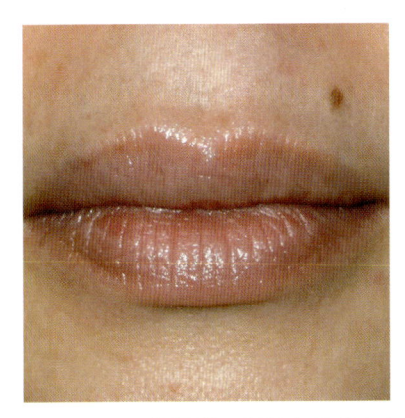

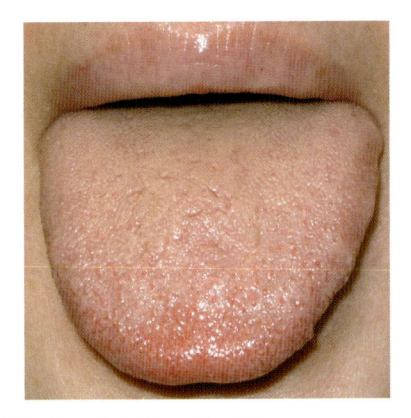

経過② 初診から9カ月後の写真（×××4年11月4日）

この時点から，健脾益気・補血温陽の治療を中心に行う。

症例5

（付属 CD-ROM では症例 49）

患者：N さん，女性，51 歳。
初診：×××5 年 3 月 8 日
現症：慢性的に頸や肩がこる・手足の痺れ・ふらつき・動悸・足の冷え・顔ののぼせがある。
現病歴：7 年前，夫の病死後，会社経営や子育てをすべてしなければならなくなり，かなりのストレスを抱えた。イライラしやすい。煙草 20 本/日，ビール 2～3 本/日。

脈診：細弦

舌診：淡紫舌・舌辺に大きな瘀斑が多い・薄白潤苔

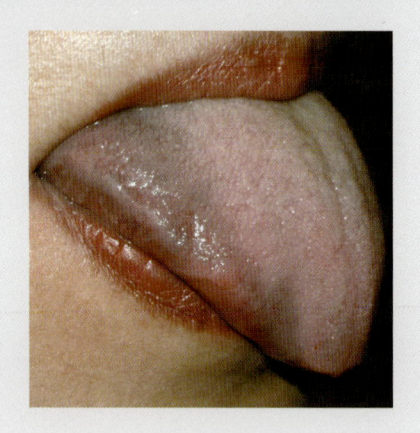

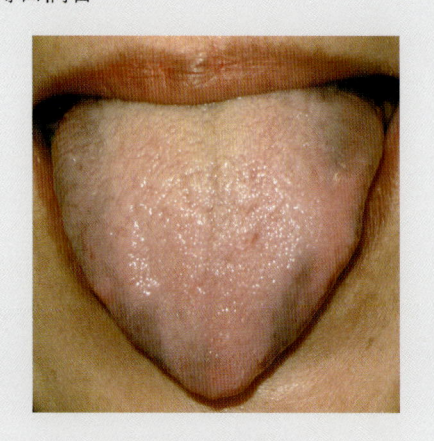

【舌象の分析】

- ●舌辺に大きな瘀斑 ──── 肝鬱気滞血瘀と関係
- ●薄白潤苔 ──── 冷たい飲みものをとりすぎることと関係

◆**舌象の傾向**：寒実・湿・瘀血

弁証：肝鬱血瘀・寒湿内停
治則：疏肝理気・活血利湿
処方：加味逍遙散（エキス）4g＋冠元顆粒（エキス）3g＋田七（末）2g/日，2回/日

＊その後，加味逍遙散を除き，逍遙散・桂枝茯苓丸・平胃散・丹参末などを加減した。

処方分析：

　加味逍遙散　　　──── 疏肝理気
　冠元顆粒・田七　──── 活血化瘀
　平胃散　　　　　──── 健脾利湿

経過

手の痺れとふらつきが軽減。瘀斑も減少した。舌根の暗くなっているのは影であり，からだの異常ではない。

4．舌診の実際

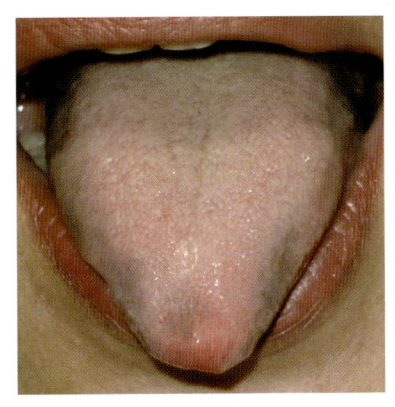

初診から5カ月後の写真（×××5年8月9日）

症例6
(付属 CD-ROM では症例 61)

患者：Kさん，女性，35歳。
初診：×××3年12月10日
主訴：排卵困難・月経不順・不妊症
現病歴：結婚5年。多嚢胞性卵巣症候群による排卵障害・月経不順（周期2〜6カ月）・不妊症・軽い月経痛・血塊がある。月経と排卵の前後に片頭痛が起こりやすい。慢性の頑固な便秘・腹部脹痛・ガスが多い・ときに食欲不振である。排卵誘発薬のクロミッド®などを処方されている。
脈診：細弦・尺弱
舌診：淡舌・歯痕・厚白膩苔・舌根淡黄

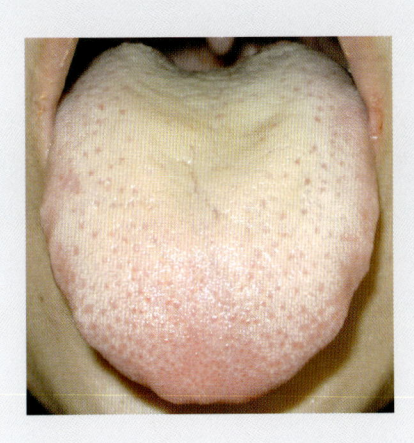

【舌象の分析】
- 厚白膩苔　　———痰濁内蘊を示す
- 淡黄苔　　　———化熱を兆す

各論

●歯痕舌と合わせて脾腎不足・水湿不運を示す

◆舌象の傾向：虚寒・湿

　月経痛・血塊・頑固な便秘といった症状から瘀血を，片頭痛・腹部脹痛・ガス多いから気滞と考える。多嚢胞性卵巣は原因不明の病気であるが，ホルモンの乱れなどの原因によって，排卵障害・月経周期が長い・不妊症といった症状が起こるのである。中医学では，この病気は生殖機能を主る腎虚，ホルモンのバランスと関係する肝（女子の先天）の異常，および脾虚痰濁の存在などと関係すると考えている。本症例も多くの要因が夾雑する一例である。

弁証：[本証] 脾腎不足・[標証] 気滞痰瘀内停
治則：[本治] 補脾腎補肝血・[標治] 理気活血・健脾化痰
（月経周期に従って治療する）
処方および分析：
[①月経から排卵までの基礎体温の低温期]
　　逍遙散（エキス）3 g＋桃核承気湯（エキス）5 g＋牛膝末2 g＋淫羊藿末2 g／日，3回／日
　　＊枳実末・莪朮末などを加減した。
　　逍遙散　　　　　　　――― 疏肝理気
　　桃核承気湯・牛膝・莪朮　――― 活血化瘀
　　枳実　　　　　　　　――― 理気化痰
　　淫羊藿　　　　　　　――― 補腎促排卵・利湿

[②排卵から次回の月経までの高温期]
　　逍遙散（エキス）4 g＋六味丸（エキス）3 g＋桃核承気湯（エキス）4 g＋淫羊藿末2 g／日，3回／日
　　＊当帰芍薬散・大黄甘草湯などを加減した。
　　逍遙散　　　　　　　――― 疏肝理気
　　六味丸・淫羊藿　　　――― 補腎促排卵
　　桃核承気湯　　　　　――― 活血化瘀

[③全期間中]
　　参茸補血丸1丸／日
　　参茸補血丸　　　　　――― 補腎補血調経

経過

治療後，排卵困難が改善され，約1カ月半〜2カ月くらいの間隔で排卵と月経を起こしている。頭痛も軽減した。高温期になると便秘や腹脹が増悪するので，少量の大黄甘草湯を追加する。舌色は淡紅舌，厚白膩苔は薄黄膩苔に変化（**経過①**）。

その後，排卵と月経は一定の間隔であり，片頭痛・便秘・舌象は改善したが，自然妊娠はできなかった。年齢のことを考慮して10月から体外受精の不妊治療を受ける。最初，経済的な理由から漢方を減量しており，2回とも無排卵で終了した。参茸補血丸・逍遙散などの補腎・疏肝の漢方を普通量に戻し，3回目で排卵があり妊娠に成功した。舌は淡紅舌・薄黄苔・歯痕はやや減少（**経過②**）。

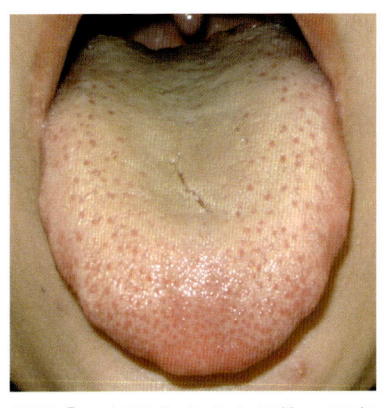

経過① 初診から3カ月後の写真
（×××4年3月10日）

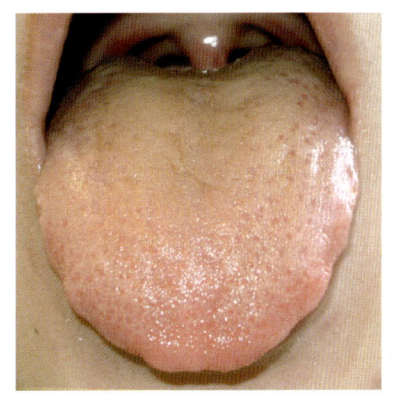

経過② 初診から13カ月後撮った写真
（×××5年1月5日）

症例7

（付属CD-ROMでは症例65）

患者：Kさん，女性，55歳。
初診：×××4年11月9日
主訴：頭皮の赤みと瘙痒・慢性咽痛
現病歴：1年前に閉経。その頃より頭皮に湿疹が起こるようになった。患部は赤く痒い。フケが多く脱毛しやすい。皮膚科で内服薬や外用薬を処方されたが改善しなかった。のぼせ・ほてり・口渇・慢性咽痛がある。
脈診：沈弱
舌診：紅舌・舌中浅い裂紋・黄膩苔

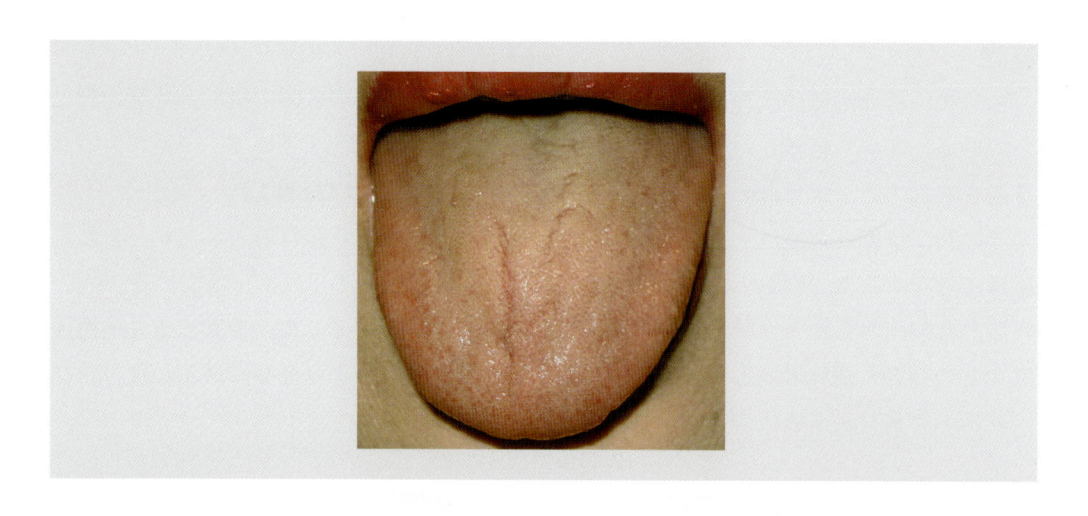

【舌象の分析】

- ●紅舌・黄膩苔 ——— 湿熱を示す（頭皮湿疹と合わせ上焦湿熱と判断）
- ●紅舌・浅い裂紋 ——— のぼせ・ほてり・口渇・慢性咽痛と合わせて，陰虚・虚火上擾とうかがわれる。

◆ **舌象の傾向**：実熱・湿

弁証：上焦湿熱・肝腎陰虚
治則：清利湿熱・袪風止痒・補肝腎
処方：

　①荊芥連翹湯（エキス）7.5 g/日，3回/日
　②加味逍遙散（エキス）5 g/日，2回/日
　＊その後，六味丸を加えた。

処方分析：

　荊芥連翹湯 ——— 清熱利湿・袪風止痒
　加味逍遙散 ——— 補肝理気清熱
　六味丸　　 ——— 補肝腎

経過

　頭皮の赤みと痒みは軽減し，咽痛・のぼせ・ほてりも改善した。舌の赤み・裂紋は減少し，黄膩苔は薄白膩苔に改善した。

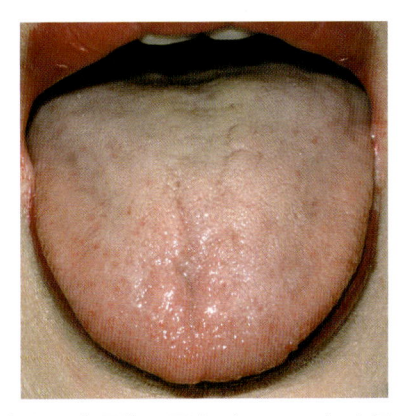

初診から2カ月後の写真（×××5年1月11日）

加減しながら継続治療中。

症例8

（付属CD-ROMでは症例73）

患者：Uさん，男性，73歳。

初診：×××4年7月15日

現症：食欲がない・胃が重苦しく吐き気がする・ひどい倦怠感。

現病歴：夏に，冷房や扇風機に当たりすぎたためか，食欲がなくなり，胃が重苦しく痞えと吐き気がする。症状は1カ月近く続き，体力がかなり落ちフラフラして歩けない。ひどい倦怠感・声が弱々しくて小さい。かなり痩せた。食欲がないため毎日野菜スープや粥しか食べられなかった。コーヒーを習慣的によく飲む（10杯/日），タバコ10本/日。やや硬便。

脈診：細弦

舌診：紅絳舌・舌中舌根に黄膩黒厚苔

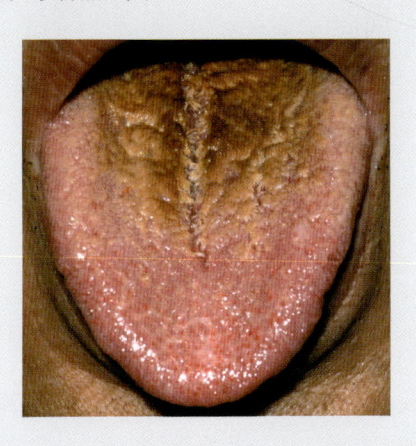

各論

【舌象の分析】

● 紅絳舌・舌中舌根に黄膩黒厚苔 ─── 湿熱内停の典型の舌象である。しかし，自覚症状からは脾胃気虚がうかがわれる。脾胃虚弱の体質で，冷気・冷風がきっかけとなり脾胃の運化機能が低下し，食事の不摂生によって湿熱が停留してしまい脾胃不和となった症例である。

◆ 舌象の傾向：実熱・湿

弁証：脾胃気虚・湿熱内結・脾胃不和
治則：健脾益気・和胃止嘔・清利湿熱
処方：六君子湯（エキス）5g／日，2回／日
　＊その後，少量の半夏瀉心湯を加えた。
処方分析：
　　六君子湯　　　─── 健脾益気・助運化湿
　　半夏瀉心湯　　─── 調和脾胃・清利湿熱

経過

　コーヒーを1日3杯に減らし漢方を服用した結果，胃が重苦しくて吐き気がすることはなくなり，食欲も徐々に出てきた。絳舌は紅舌に変化し，舌根の厚膩苔は薄くなり黒苔も消失。

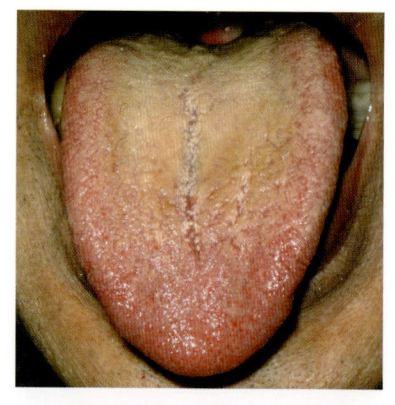

初診から2カ月半後の写真（×××4年10月4日）

　さらに治療を続けていくと，食欲はどんどん出てきて，体重は元に戻り，体力も増え毎日7千歩〜1万歩ほど散歩している。治療継続中。

症例9

(付属 CD-ROM では症例 82)

患者：Hさん，女性，62歳。
初診：×××4年1月19日
現病歴：慢性膀胱炎の病歴があり，残尿感・排尿痛が起こりやすい。少しの疲れ・むくみ・冷えがある。夜間尿は1回。胃がやや重苦しい。
脈診：沈細滑
舌診：淡舌やや暗・嫩舌・胖大・歯痕・白滑苔

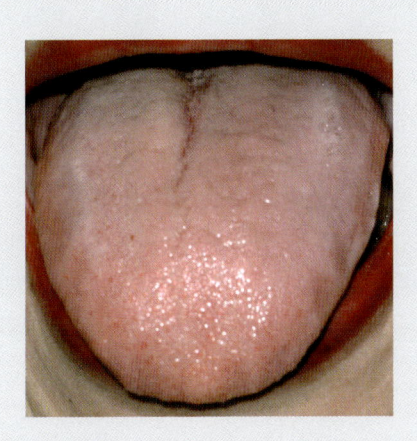

【舌象の分析】

- 淡舌・嫩舌・胖大・歯痕・白滑苔　———　脾腎陽虚・水湿停留を示す
- 暗舌　———　血液瘀阻を示す

◆舌象の傾向：虚寒・湿

弁証：脾腎陽虚・水湿内停・瘀血を兼ねる
治則：補腎温陽・健脾利水・活血
処方：牛車腎気丸（エキス）4g＋平胃散（エキス）1g＋冠元顆粒（エキス）3g／日，2回／日。
　＊その後，補中益気湯などを加減した。
処方分析：
　牛車腎気丸　———　補腎温陽・利水
　平胃散　———　健脾利湿
　冠元顆粒　———　活血

各論

経過

　残尿感・排尿痛はすぐになくなり，疲れ・冷え・むくみもとれた。最近では，滑苔も消失し，薄白膩苔に変化してきた（**経過①**）。

　体調がかなりよいため，患者の要求で漢方を中止。その2カ月後，カゼをひき，冷えがひどくなり滑苔も再び現れたので，本人の要求で漢方を再開。

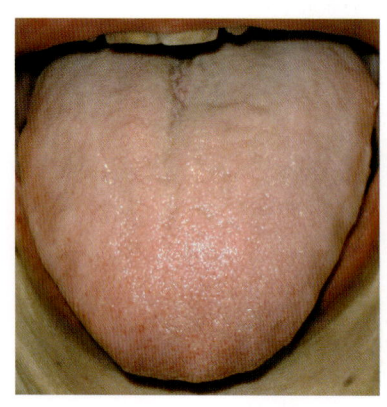

経過①　初診から8カ月半後の写真
（×××4年10月4日）

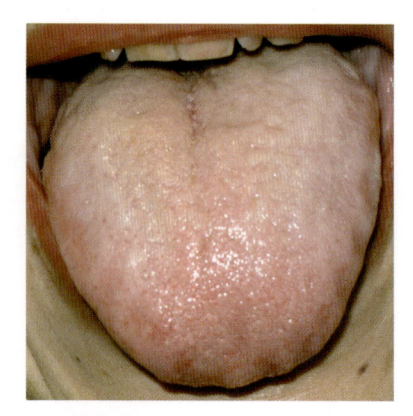

漢方を止め2カ月後の写真
（×××4年12月13日）

　現在，体調はよくなり，苔も正常に戻ったので，漢方を減量して服用している。

症例10
（付属CD-ROMでは症例94）

患者：Sさん，女性，70代。
初診：×××5年7月6日
現症：筋肉がだるく疲れやすい・めまい・目の焦点が合わなくて目が疲れる・口渇・食欲旺盛。便通がよい・尿8回/日・寝つきが悪い。副腎皮質ホルモンの副作用でムーンフェースになっている。
現病歴：×××4年6月，片目のまぶたが下がることから，神経内科で重症筋無力症と診断され，治療を受けたがよくならない。8月から両目のまぶたが下がりはじめ，頭が重く階段を上るのも辛くなる。11月入院して，プレドニン6錠（2.5mg/錠）/日の治療を受け，12月さらに胸腺摘出手術を受けた。その後，まぶたの下がりと頭重はよくなったが，上記の症状が出てきた。現在，プレドニン3錠/日服用している。
脈診：滑脈・尺弱
舌診：淡紅舌・やや胖大・薄膩苔・部分黄厚膩・舌中に花剥苔・舌根に剥苔

62

4．舌診の実際

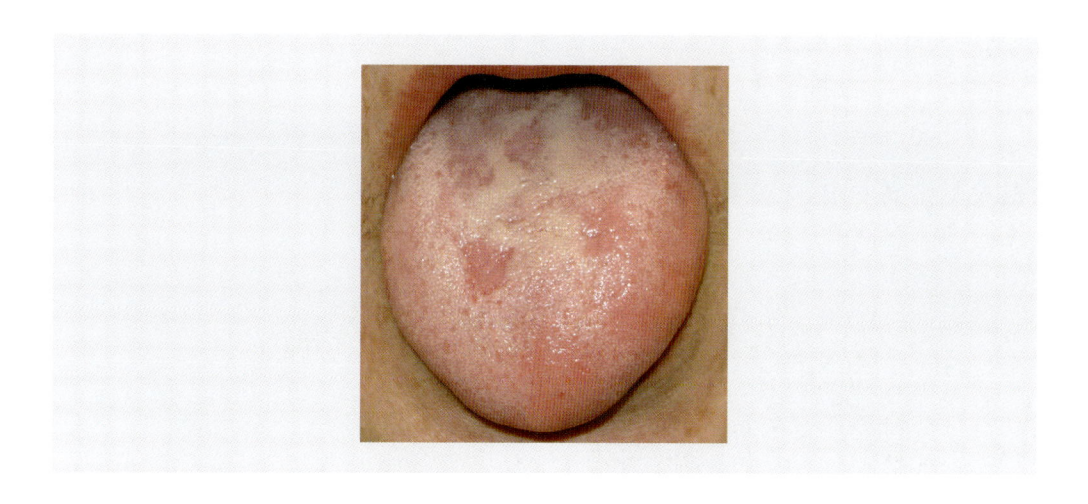

【舌象の分析】
- 淡紅舌・やや胖大・部分厚膩苔 ──── 脾虚湿停を示す
- 舌中に花剥苔・舌根に剥苔 ──── 脾腎気陰両虚を示す

◆ **舌象の傾向**：虚熱・潤

弁証：脾虚湿停・気陰已傷
治則：健脾利湿・益気養陰
処方：清暑益気湯合杞菊地黄丸加減
組成：黄耆5g，西洋人参2g，白朮4g，茯苓4g，熟地黄3g，当帰4g，沢瀉4g，知母3g，枸杞子4g，女貞子4g，竜眼肉4g，遠志3g，陳皮4g
＊その後，黄耆を増量した。

処方分析：

黄耆・西洋人参・白朮・茯苓	──── 健脾益気
熟地黄・知母・枸杞子・女貞子・当帰	──── 補腎養陰清熱・視力改善
竜眼肉・遠志	──── 安神
沢瀉・陳皮	──── 利湿化痰

経過

　夏の暑さのためか少しめまいがあるが，以前よりも頻度は減少。体力もついてきた。顔がパンパンに腫れた感じは少しだけ緩和した。プレドニンは2.5錠/日に減量。舌中の花剥苔と舌根の剥苔は改善してきた（経過①）。

　さらに1週間後，部分的な黄厚膩はなくなり，舌根剥苔も消失。舌辺に少し類剥苔がみられる。これは湿邪が減少し，脾腎気陰両虚も改善してきたことを示すものである（経

各論

過②）。

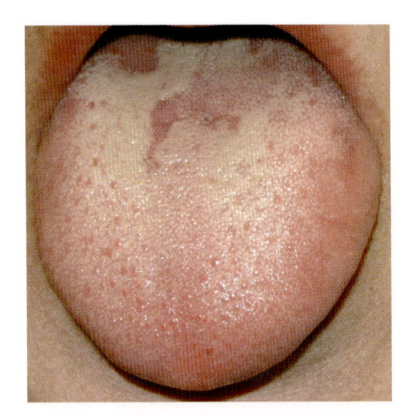

経過① 初診から2カ月後の写真
（×××5年9月7日）

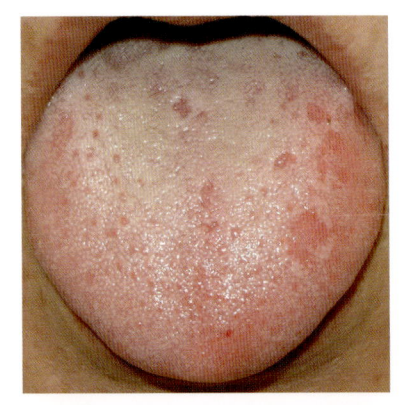

経過② 初診から2カ月1週間後
の写真（×××5年9月14日）

現在，処方を加減しながら，治療継続中。

【 参考書籍 】

北京中医学院主編：中医学基礎．上海科学技術出版社，1978
鄧鉄涛主編：中医診断学．上海科学技術出版社，1983
印会河主編：中医基礎理論．上海科学技術出版社，1983
陳澤霖ほか編：舌診研究．商務印書館，1971
費兆馥主編：中医診法学．上海中医学院出版社，1987
呉翰香編著：色脈舌診．上海科学技術出版社，1985
辛瑛主編：中医舌診知識．人民衛生出版社，1996
神戸中医学研究会編著：舌診と脈診．医歯薬出版株式会社，1989
費兆馥ほか編著：新編中医診法図譜．上海中医薬大学出版社，1995

CD-ROMの使い方

> このCD-ROMをご覧いただくためには，インターネット・ブラウザおよびFlashプレーヤーが必要です。

*　このCD-ROMでは，インターネット・ブラウザは，Internet Explorer 6以降を推奨しています。

*　Flashプレーヤーは，Adobe社のサイトより無料でダウンロードできます。

http://www.adobe.com/shockwave/download/?P1_Prod_Version=ShockwaveFlash&Lang=Japanese

> ■シリアル番号について
>
> 本書に添付されているCDケースに「シリアル番号」があります。CD-ROMの内容を大幅に追加・修正した「アップグレード版」（廉価版）を発売した際，注文時に「シリアル番号」をお伝えいただく必要がありますので，大切に保管しておいてください。「シリアル番号」のない場合,「アップグレード版」は購入できません。

■動作環境

- ● OS　…………　Windows：Windows XP以降
- ●ブラウザ　……　Windows：Internet Explorer 6以降
- ●プラグイン　…　Adobe Flash Player
- ● CPU　………　Pentium Ⅲ以上
- ● RAM　………　256MB以上

■ CD-ROMの開き方

付属CD-ROMをパソコンにセットすると，自動的に右のメニュー画面が表示されます。

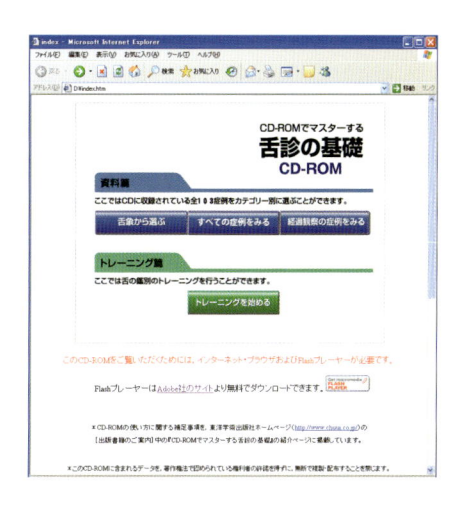

メニュー画面が立ち上がる際，次のような画面が現れることがあります。
ここでは［はい］を選択してください。

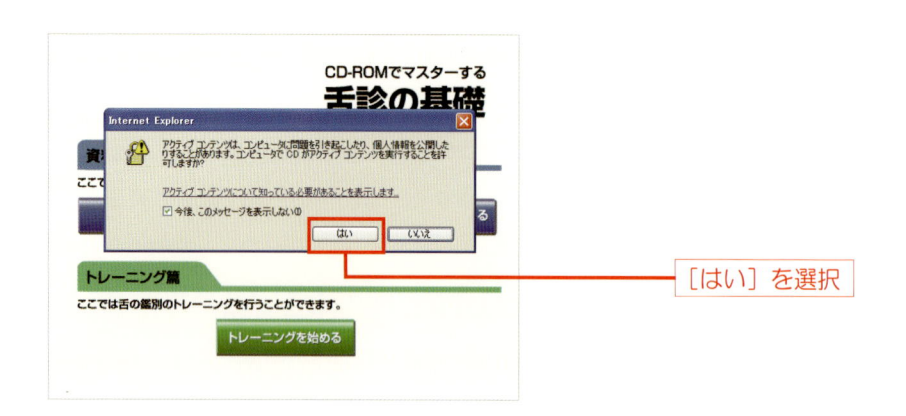

［はい］を選択

自動的に開始しない場合には，次の方法で開いてください。
〈Windows XP〉
（1）付録 CD-ROM をパソコンにセットします。
（2）スタートメニューの［マイコンピュータ］を選択します。
（3）マイコンピュータのなかの CD ドライブ（D）のアイコンを右クリックして，
　　［エクスプローラ］を選択して，CD-ROM の中身を表示します。
（4）「index」という名前の htm ファイルをダブルクリックします。

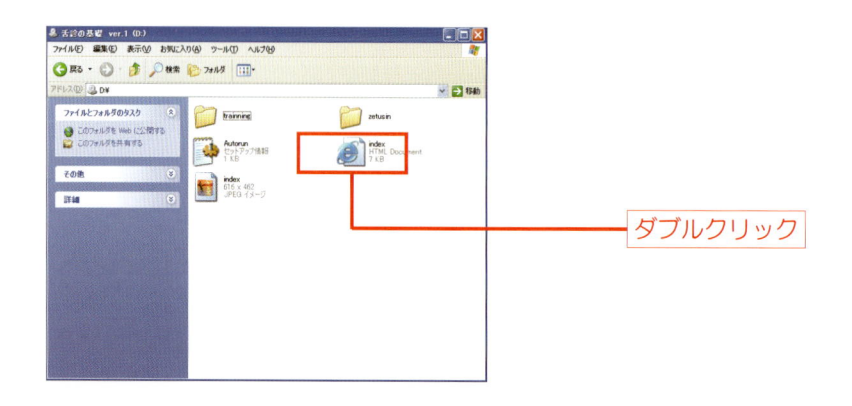

ダブルクリック

■注意事項

付属 CD-ROM に含まれるデータを，著作権法で認められている権利者の許諾を得ずに，無断で複製・配布することを禁じます。

■付属 CD-ROM の使い方

付属 CD-ROM には，［資料篇］と［トレーニング篇］のカテゴリーがあります。
［資料篇］では，103 症例の舌が収録されており，カテゴリー別に選択することができます。
［トレーニング篇］では，舌の鑑別のトレーニングを行うことができます。

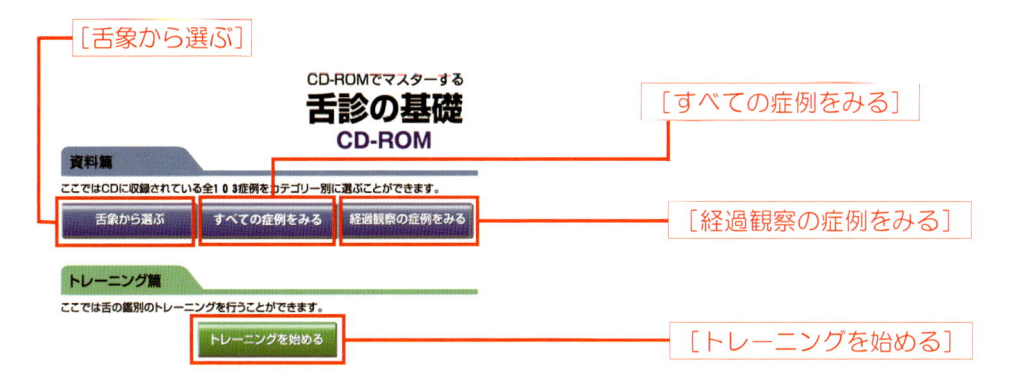

● ［資料篇］の操作方法

［すべての症例をみる］［舌象から選ぶ］［経過観察の症例をみる］の 3 つのカテゴリーから舌の症例にアクセスすることができます。

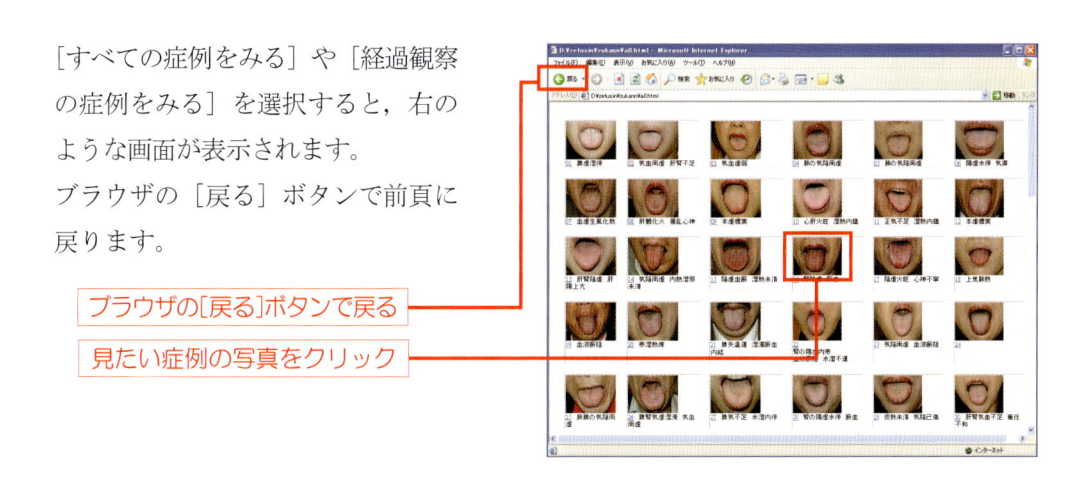

［すべての症例をみる］や［経過観察の症例をみる］を選択すると，右のような画面が表示されます。
ブラウザの［戻る］ボタンで前頁に戻ります。

［すべての症例をみる］の場合は，症例の写真・症例番号・弁証名が表示されます。
［経過観察の症例をみる］の場合は，症例の写真・症例番号・病名あるいは症状が表示されます。
ご覧になりたい症例の舌写真をクリックすると該当する症例が表示されます。

この画面で，文字が正しく表示されない場合は，ブラウザのツールバーの［表示］で［エンコード］を Unicode（UTF-8）に指定してください。

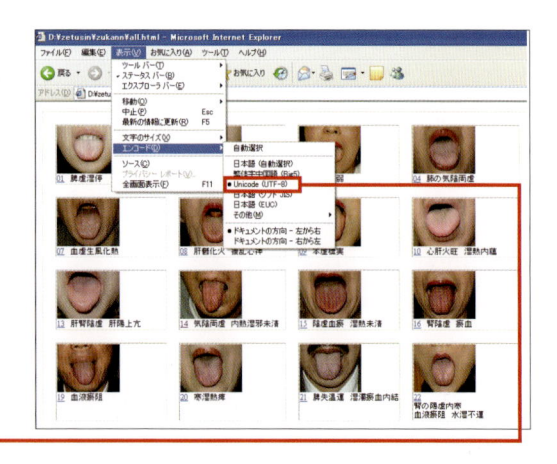

Unicode（UTF-8）を指定

［舌象から選ぶ］を選択すると右のような画面が表示されます。

見たい舌のボタンをクリック

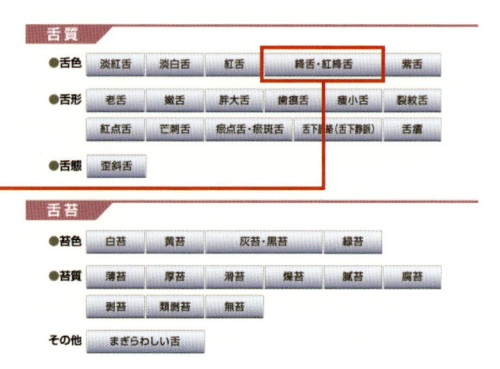

ここではさらに［舌質］［舌苔］別に分類しています。ご覧になりたい舌・舌苔を選択すると該当する症例の一覧が表示されます。
ご覧になりたい症例の舌写真をクリックすると該当する症例が表示されます。

［経過観察の症例をみる］では，経過観察を行っている 24 症例が収録されています。ご覧になりたい症例の舌写真をクリックすると該当する症例が表示されます。

Flash プレーヤーがインストールされていないと，各症例の画面が表示されません。また，ここでもアクティブコンテンツの使用許可を求める画面が現れることがありますが，［はい］を選択してください。

該当する症例は、まず右のように表示されます。ここでは患者情報として、性別・年齢・主訴・現症・現病歴・脈診などの情報をみることができます。

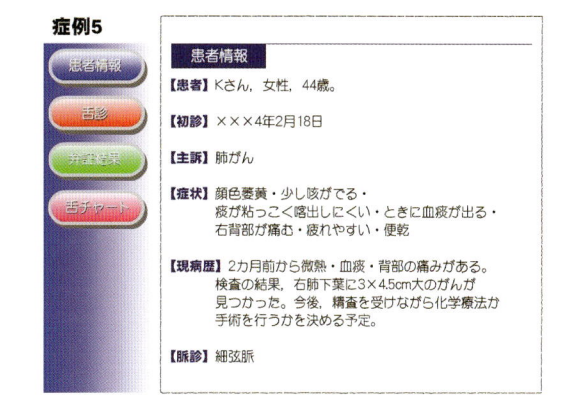

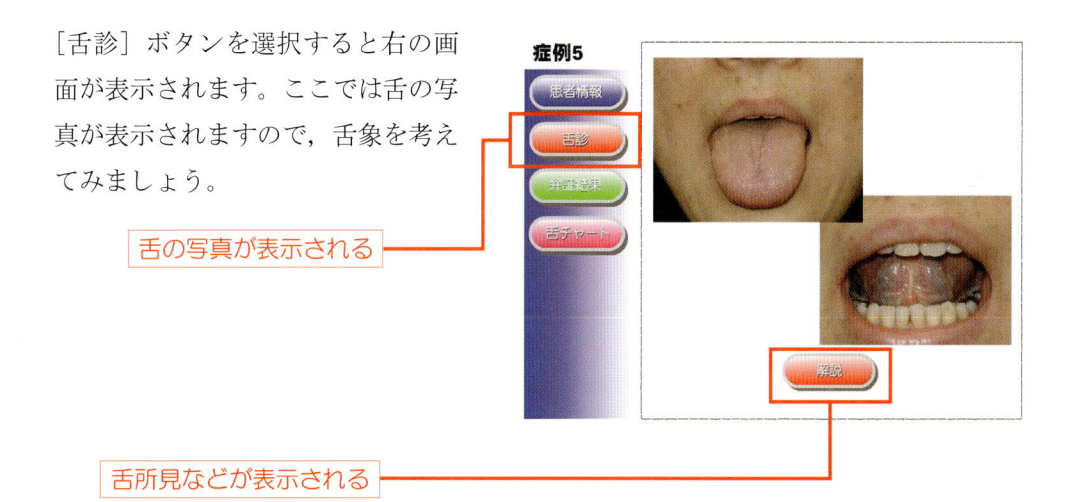

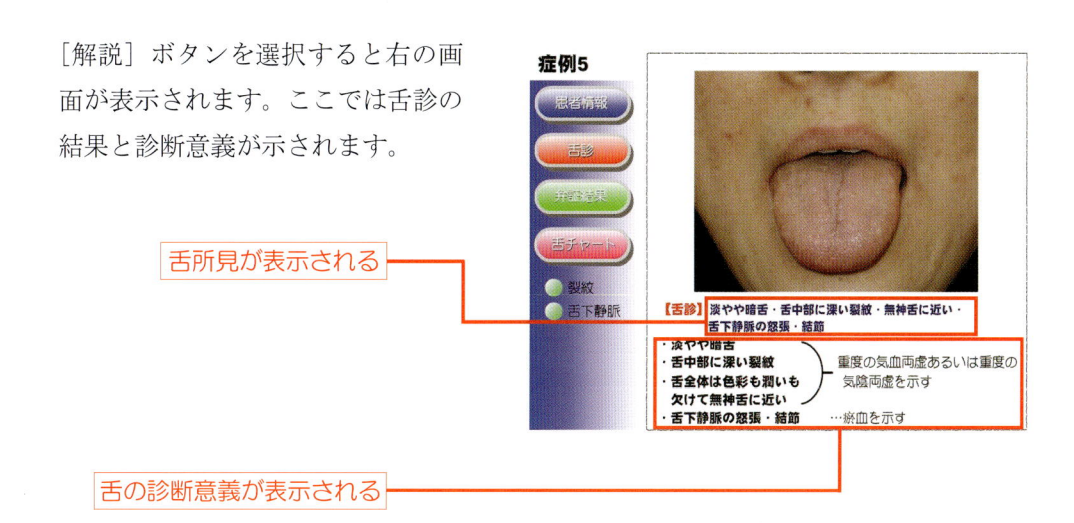

[舌診] ボタンを選択すると右の画面が表示されます。ここでは舌の写真が表示されますので、舌象を考えてみましょう。

舌の写真が表示される

舌所見などが表示される

[解説] ボタンを選択すると右の画面が表示されます。ここでは舌診の結果と診断意義が示されます。

舌所見が表示される

舌の診断意義が表示される

［裂紋］ボタンを選択すると右の画面が表示されます。ここでは裂紋の位置が指し示されます。

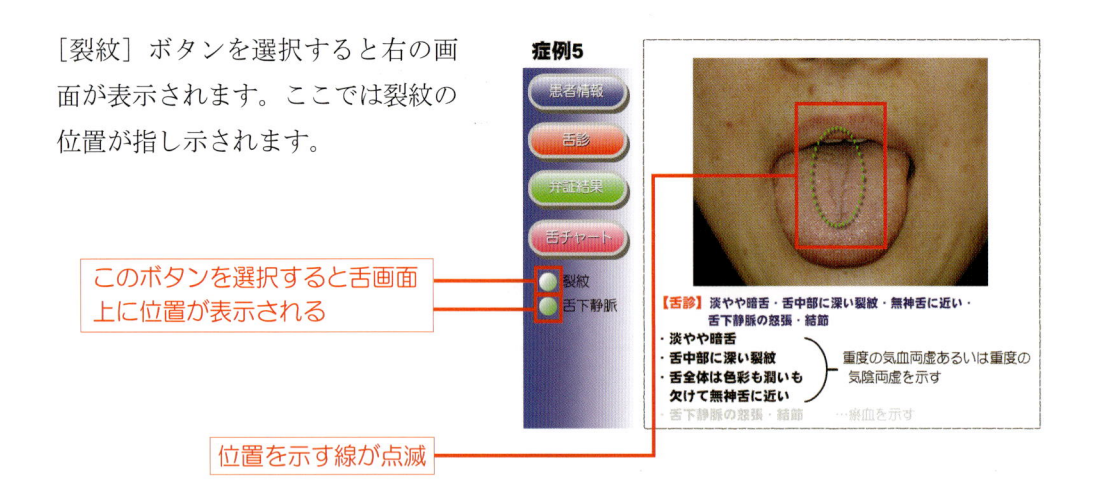

このボタンを選択すると舌画面上に位置が表示される

位置を示す線が点滅

［弁証結果］を選択すると右の画面が表示されます。ここでは弁証結果・治則・推奨される処方が表示されます。

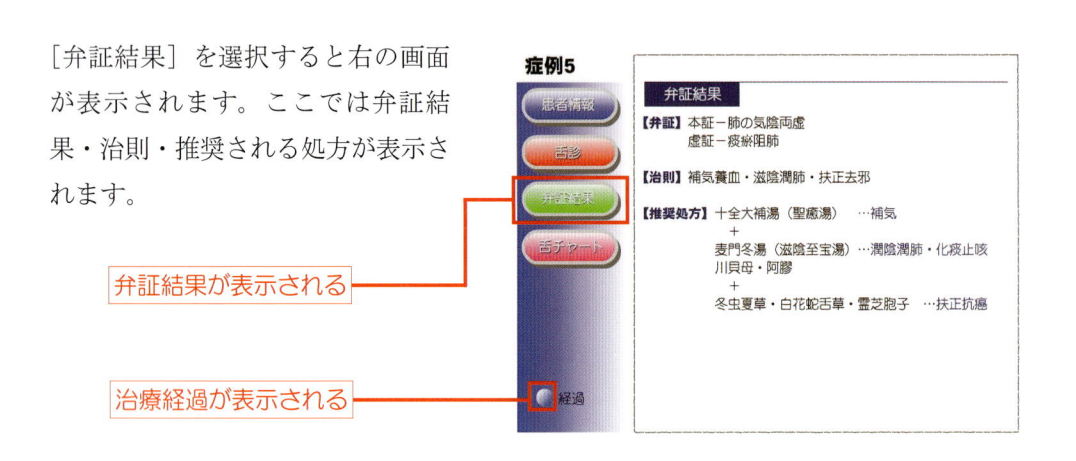

弁証結果が表示される

治療経過が表示される

［経過］を選択すると右の画面が表示されます。ここでは治療経過が記されるとともに数カ月後の舌写真が表示されます。

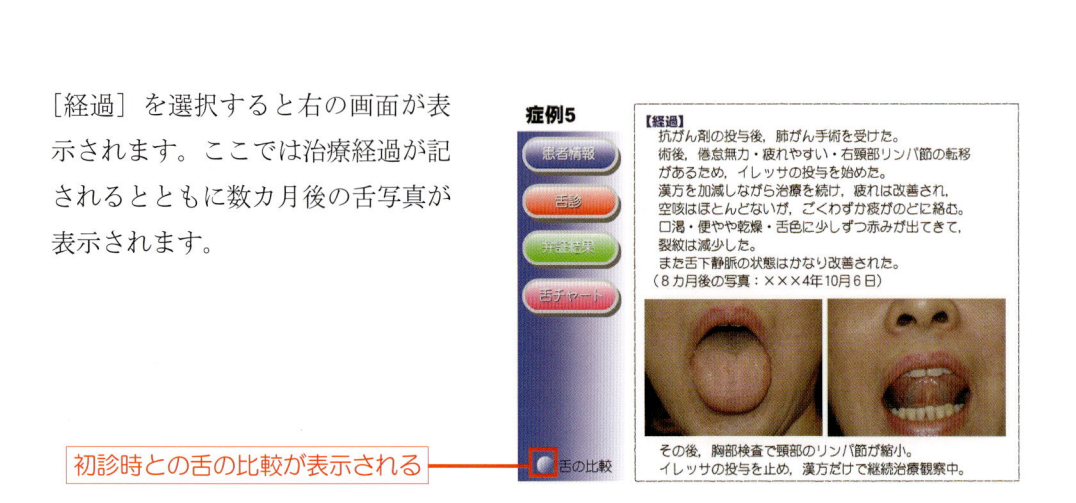

初診時との舌の比較が表示される

［舌の比較］を選択すると，右のように初診時の舌写真と治療後数カ月経た舌写真を並べて表示され，どの程度舌象が変化しているのかを確認することができます。

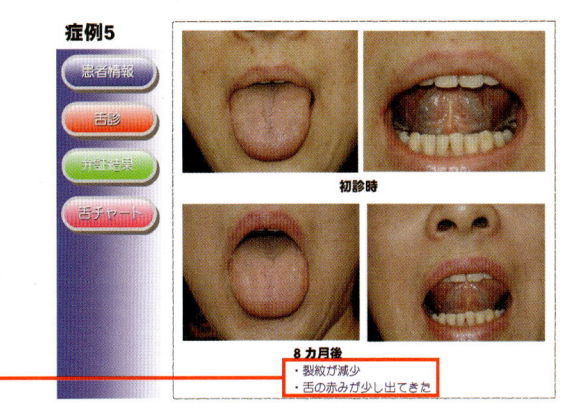

変化のポイントが表示される

［舌チャート］を選択すると右の舌のチャート図が表示されます。縦軸が寒熱，横軸が虚実を表しています。対象の舌が寒熱虚実のどちらの傾向にあるのかが一目でわかります。さらに燥・潤・瘀の別も明記しています。

舌のチャート図が表示される

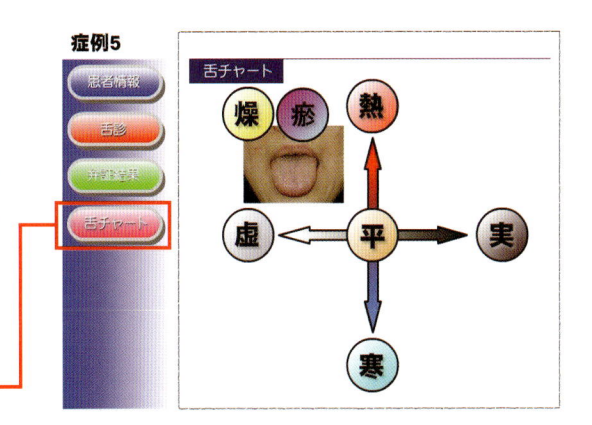

ブラウザの［戻る］ボタンを選択して舌の選択画面に戻ることができます。

● ［トレーニング篇］の操作方法

［トレーニングを始める］を選択すると次頁のような目次画面が表示されます。舌質・舌苔別に分類してありますので，ご覧になりたい項目を選択してください。

トレーニング篇から最初の画面に戻るにはブラウザを閉じれば戻ります。

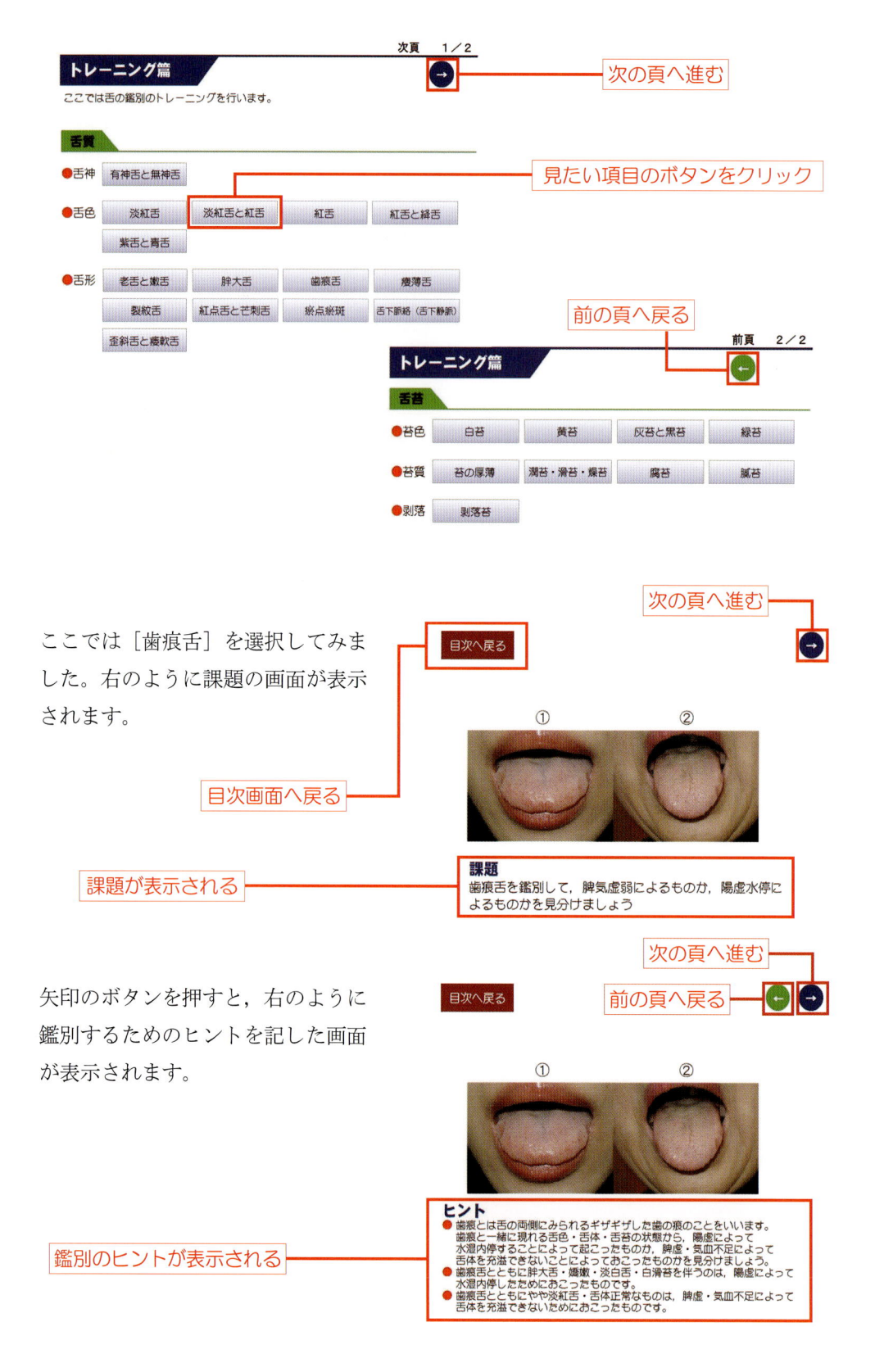

トレーニング篇

次頁　1／2　→　次の頁へ進む

ここでは舌の鑑別のトレーニングを行います。

舌質
- ●舌神　[有神舌と無神舌]
- ●舌色　[淡紅舌]　[淡紅舌と紅舌]　[紅舌]　[紅舌と絳舌]　[紫舌と青舌]　　　見たい項目のボタンをクリック
- ●舌形　[老舌と嫩舌]　[胖大舌]　[歯痕舌]　[痩薄舌]　[裂紋舌]　[紅点舌と芒刺舌]　[瘀点瘀斑]　[舌下脈絡（舌下静脈）]　[歪斜舌と痿軟舌]

前の頁へ戻る　←　前頁　2／2

トレーニング篇

舌苔
- ●苔色　[白苔]　[黄苔]　[灰苔と黒苔]　[緑苔]
- ●苔質　[苔の厚薄]　[潤苔・滑苔・燥苔]　[腐苔]　[膩苔]
- ●剥落　[剥落苔]

ここでは［歯痕舌］を選択してみました。右のように課題の画面が表示されます。

[目次へ戻る] → 目次画面へ戻る
→ 次の頁へ進む

課題
歯痕舌を鑑別して，脾気虚弱によるものか，陽虚水停によるものかを見分けましょう

課題が表示される

矢印のボタンを押すと，右のように鑑別するためのヒントを記した画面が表示されます。

[目次へ戻る]
前の頁へ戻る　←　→　次の頁へ進む

ヒント
- ● 歯痕とは舌の両側にみられるギザギザした歯の痕のことをいいます。
- ● 歯痕と一緒に現れる舌色・舌体・舌苔の状態から，陽虚によって水湿内停することによって起こったものか，脾虚・気血不足によって舌体を充溢できないことによっておこったものかを見分けましょう。
- ● 歯痕舌とともに胖大舌・嬌嫩・淡白舌・白滑苔を伴うのは，陽虚によって水湿内停したためにおこったものです。
- ● 歯痕舌とともにやや淡紅舌・舌体正常なものは，脾虚・気血不足によって舌体を充溢できないためにおこったものです。

鑑別のヒントが表示される

CD-ROM の使い方

矢印のボタンを押すと，右のように舌所見が示されます。

目次へ戻る

それぞれの舌所見が表示される

舌所見
① 淡白舌・胖大舌・嫩舌・深い歯痕・薄白苔
② 淡紅舌・歯痕・舌中にわずかに裂紋・薄白苔（舌根膩）

矢印を押すと，右のように答えが表示されます。

次の頁へ進む
前の頁へ戻る
目次へ戻る

答えが表示される

答え
① 陽虚水停
② 脾気虚弱

矢印を押すと，右のように鑑別のポイントが表示されます。

目次へ戻る
前の頁へ戻る
目次画面へ戻る

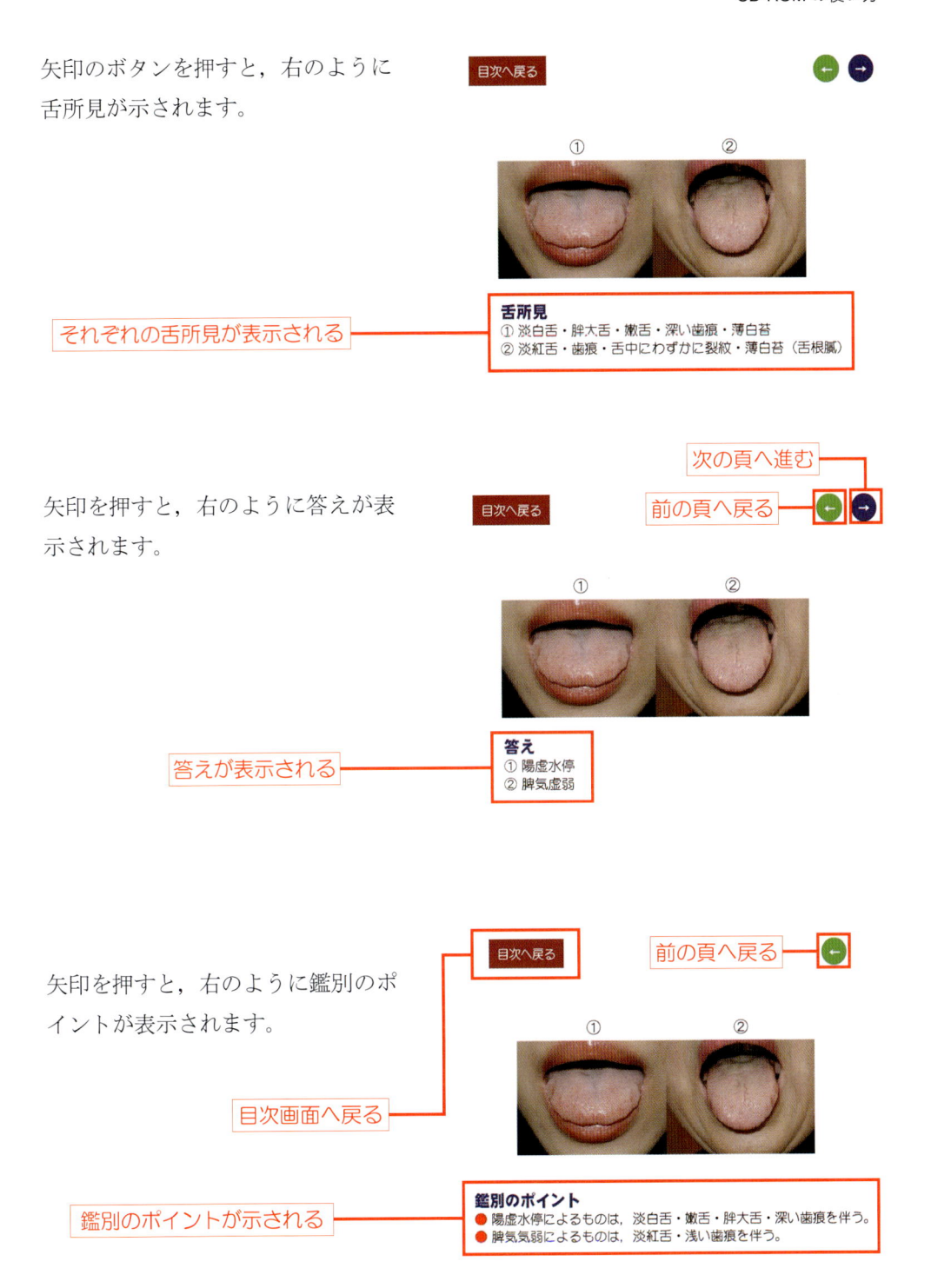

鑑別のポイントが示される

鑑別のポイント
● 陽虚水停によるものは，淡白舌・嫩舌・胖大舌・深い歯痕を伴う。
● 脾気気弱によるものは，淡紅舌・浅い歯痕を伴う。

［目次へ戻る］でトレーニング篇の目次画面に戻ります。

索　引

あ

アトピー性皮膚炎 ……… 21
暗紅舌 ………………… 19
暗舌 …………………… 18

い

胃陰虚 ………………… 27
胃陰枯絶 ……………… 27
胃気衰敗 ……………… 44
胃気大傷 ……………… 27
胃腎陰虚 ……………… 27
胃腎気陰大傷 ………… 43
胃腸熱結 ……… 28, 30, 36
糸状乳頭 ……………… 8
痿軟舌 ………………… 31
陰液虧損 ………… 17, 26
陰虚火旺
　　　　…… 16, 17, 30, 37, 43
陰虚内熱 ……… 16, 25, 48

お

黄滑苔 ………………… 36
黄膩 …………………… 59
黄膩苔 …… 36, 41, 48, 57
黄苔 …………………… 35
瘀血 ……………… 18, 46
瘀血証 …………… 28, 30
瘀点舌 ………………… 28
瘀斑 …………………… 54
瘀斑舌 ………………… 28

か

外感温熱篇 …………… 4
灰苔 …………………… 37
仮苔 …………………… 44
滑苔 …………………… 39
化熱 …………………… 55
花剝苔 …………… 43, 62
肝火上炎 ……………… 16
寒凝血瘀 ……… 19, 20, 28
寒凝陽鬱 ……………… 20
寒湿 ……………… 34, 41
寒湿証 ………………… 34
寒湿水飲 ……………… 39
寒邪直中肝腎 ………… 20
肝腎陰虚 ……………… 32
寒積 …………………… 34
寒痰 …………………… 41
肝胆火旺 ……………… 16
肝風挾痰阻絡 ………… 32
肝陽化風 ……………… 32

き

気陰已傷 ……………… 27
気陰虚 ………………… 48
気陰両虚 …… 26, 46, 48, 50
気陰両傷 ……………… 43
気虚血瘀 ……………… 28
気血陰液虚損 ………… 31
気血瘀阻 ……………… 19
気血虧虚 ……………… 43
気血凝滞 ……………… 18
気血両虚 …… 15, 25, 26, 27
気分実熱 ……………… 16
気分熱盛 ……………… 27
久病気血両虚 ………… 31
強硬舌 ………………… 31
虚風内動 ……………… 17
鏡面舌 …………… 27, 43
虚寒証 ………………… 15
虚証 …………………… 23

虚熱 …………………… 19
虚熱証 …………… 16, 17
虚風内動 ……………… 31
虚陽上浮 ……………… 16

け

血液瘀阻 ……………… 61
結節 …………………… 46
血熱妄行 ……………… 30

こ

光滑舌 ………………… 27
紅絳舌 ………… 17, 48, 59
敖氏傷寒金鏡録 ……… 3
紅紫舌 ………………… 19
垢膩苔 ………………… 41
腐膩苔 ………………… 41
紅星 …………………… 51
紅星舌 ………………… 27
紅舌 ……………… 16, 57
絳舌 …………………… 17
厚苔 …………………… 39
黄帝内経素問 ………… 3
紅点舌 ………………… 27
光剝苔 ………………… 43
口糜 …………………… 42
腐垢苔 ………………… 42
黒厚苔 ………………… 59
黒膩苔 ………………… 38
黒苔 …………………… 37
枯白舌 ………………… 15

さ

察舌弁証新法 ………… 4

し

歯痕	50, 51, 55, 61
歯痕舌	24
四診合参	5, 10, 45
紫舌	18
膩苔	41
湿邪	41
実証	23
湿熱	23, 36, 37, 41, 58
実熱	19
実熱証	16, 17, 27
湿熱停留	23
湿熱内停	60
湿熱未清	48
潤苔	39
焦黄苔	36
傷寒観舌心法	4
傷寒雑病論	3
傷寒舌鑑	4
上焦肺熱	16
食積	39, 41
食積化熱	42
食積湿濁内停	34
津液運化失調	40
深黄苔	36
心火上炎	16, 27, 30
心肝火旺	27
真寒仮熱	44
深紅舌	17
真苔	44
真熱仮寒	44
心脾熱結	52
心脾熱盛	24

す

水飲	41
水滑苔	39
水湿	39
水湿痰飲停留	40
水湿停留	61
水湿内停	15, 23, 34

せ

青紫舌	19
青舌	20
生理痛	22
積粉苔	35
舌下静脈	29
舌下静脈の怒張	46
舌下脈絡	29
舌鑑弁正	15
舌衄	30
舌瘡	30
舌胎統志	4
顫動舌	31

そ

燥邪傷肺	40
燥苔	40
糙苔	40
痩薄舌	25
臓腑熱盛	27

た

茸状乳頭	8
淡暗舌	51
痰飲	39
痰飲内停	38
淡黄苔	36
淡紅舌	13, 14, 62
淡紫舌	19, 54
淡舌	46, 61
痰濁	41
痰濁化熱	42
痰濁内蘊	55
痰熱	23, 36, 41
痰熱内蘊	37
淡白舌	15

ち

地図舌	43
中毒	24
中風後遺症	32
中風証	31

と

嫩舌	23, 61

な

内癰	42

ね

熱極傷津	37
熱極津枯	37
熱極生風	31
熱灼血瘀	19, 28
熱証	16, 17
熱盛劫陰	17
熱盛傷陰	26, 36, 43
熱盛傷津	31, 40
熱入営血	17, 27
熱入心包	31
粘膩苔	41

の

膿腐苔	42

は

灰膩苔	38
白滑苔	34, 39, 61
白厚苔	34
白膩苔	34, 41, 51, 55
剝苔	48, 50, 62
白苔	34
薄苔	38

薄白苔 ………… 13，34，54	ほ	陽虚内寒 ……… 15，19，39
白滑膩苔 ………………… 41		葉状乳頭 ………………… 8
胖大 …………… 61，62	芒刺 ……………………… 51	陽熱亢盛 ………………… 17
胖大舌 …………………… 23	芒刺舌 …………………… 27	

ひ	ま	り
脾胃虚損 ………………… 43	霉腐苔 …………………… 42	裏寒証 …………………… 34
脾気虚 …………………… 30		裏証 …………… 37，39
脾気虚弱 ………………… 24	む	裏熱証 …………………… 35
脾虚 ……………………… 24		緑苔 ……………………… 38
脾虚湿停 ……… 26，63	無根苔 ………… 42，44	
脾腎気陰両虚 …………… 63	無神舌 ………… 13，46	る
脾腎陽虚 ……… 23，34，61		類剝苔 …………………… 44
脾不統血 ………………… 30	ゆ	
表証 …………… 14，34，38	有郭乳頭 ………………… 8	れ
	有根苔 …………………… 44	裂苔 ……………………… 26
ふ	有神舌 …………………… 13	裂紋 …………… 46，48，50，57
風寒表証 ………………… 34		裂紋舌 …………………… 26
風邪中絡 ………………… 32	よ	
風痰阻絡 ………………… 31	陽虚寒盛 ………………… 38	ろ
風熱表証 ………………… 34	陽虚気化不行 …………… 40	老舌 ……………………… 23
腐苔 ……………………… 42	陽虚血瘀 ………………… 19	
	陽虚水飲内停 …………… 39	わ
へ	陽虚水湿内停 …………… 36	歪斜舌 …………………… 32
弁舌指南 ……… 4，6	陽虚水停 ………………… 24	

【著者略歴】

高橋　楊子(たかはし　ようこ)（中国名：楊　敏）

　上海中医薬大学医学部および同大学院修士課程卒業。同大学中医診断学研究室常勤講師，同大学附属病院医師。

　1988年来日。東京都都立豊島病院東洋医学外来の中医学通訳。現在，上海中医薬大学付属日本校客員教授。日本中医薬研究会やクリニックなどで中医学講師および中医学アドバイザーを務める。

　著書は，2005年『東洋医学で食養生』（世界文化社・共著）（2010年韓国版），2012年『［実用］舌診マップシート』（東洋学術出版社），『中医臨床』(東洋学術出版社)の「弁証論治トレーニング」で出題と回答を連載中。

CD-ROMでマスターする　舌診の基礎

2007年6月15日　　　第1版第1刷発行
2012年12月20日　　　第5刷発行

著　者　　高橋　楊子
発　行　　井ノ上　匠
発行所　　東洋学術出版社
　　　　　本　社　〒272-0822　千葉県市川市宮久保3-1-5
　　　　　営　業　〒272-0823　千葉県市川市東菅野1-19-7-102
　　　　　　　　　電話 047(321)4428　FAX 047(321)4429
　　　　　　　　　e-mail　hanbai@chuui.co.jp
　　　　　編集部　〒272-0021　千葉県市川市八幡2-11-5-403
　　　　　　　　　電話 047(335)6780　FAX 047(300)0565
　　　　　　　　　e-mail　henshu@chuui.co.jp
　　　　　ホームページ　http://www.chuui.co.jp

印刷・製本─────株式会社丸井工文社
◎定価はカバーに表示してあります　　◎落丁，乱丁本はお取り替えいたします

Ⓒ 2007 Printed in Japan　　　　ISBN978-4-924954-94-6　C3047

中医基本用語辞典

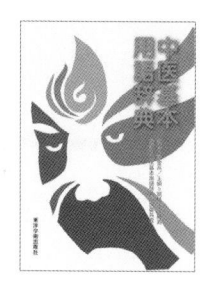

監修／高金亮　主編／劉桂平・孟静岩　翻訳／中医基本用語辞典翻訳委員会
A5判　ビニールクロス装・函入　872頁　　　　　　　　定価 8,400円

中医学の基本用語約3,500語を，収載。引きやすく，読みやすく，中医学の基礎がしっかり身に付いて，学習にも臨床にも役立つ1冊。
- 中医学の専門用語を，平易な説明文で解説。中医学の基礎がしっかり身に付く。
- 用語を探しやすい五十音順の配列を基本にしながら，親見出し語の下に子見出し語・孫見出し語を配列してあるので，関連用語も参照しやすい。
- 中医病名の後ろには，代表的な弁証分型が子見出し語として併記されており，用語の解説に加えて弁証に応じた治法・方剤名・配穴など，治療の際の参考になる情報もすぐに得られる。
- 類義語集・年表・経絡図・中薬一覧表・方剤一覧表など，付録も充実。

やさしい中医学入門

関口善太著　A5判並製　204頁　　　　　　　　定価 2,730円

入門時に誰もが戸惑う中医学の特異な発想法を，爽やかで楽しいイラストと豊富な図表で親切に解説する。3日間で読める中医学の入門書。本書に続いて『中医学の基礎』に入るのが中医学初級コース。

中医学ってなんだろう　①人間のしくみ

小金井信宏著　B5判並製　2色刷　336頁　　　　　　　　定価 5,040円

やさしいけれど奥深い，中医学解説書。はじめて学ぶ人にもわかりやすく，中医学独特の考え方も詳しく紹介。

中医学の基礎

平馬直樹・兵頭明・路京華・劉公望監修
B5判上製　340頁　　　　　　　　定価 6,300円

中国の第5版教材を徹底的に洗い直した「中医学基礎理論」の決定版。日中共同討論で日本の現状を踏まえて推敲に推敲を重ねた精華。各地の中医学学習会で好評を博す。『針灸学』［基礎篇］を改訂した中医版テキスト。

中医診断学ノート

内山恵子著　B5判並製　184頁　　　　　　　　定価 3,360円

チャート式図形化で，視覚的に中医学を理解させる画期的なノート。中医学全体の流れを俯瞰的に理解できるレイアウト。平易な文章で要領よく解説。増刷を重ねる好評の書。

［新装版］中医臨床のための中薬学

神戸中医学研究会編著　A5判並製　696頁　　　　　　　　定価 8,190円

永久不変の輝きを放つ生薬の解説書。1992年の刊行以来，20年にわたって入門者からベテランまで幅広い読者の支持を獲得してきた「神戸中医学研究会」の名著が，装いを新たに復刊。必携の生薬辞典。

［新装版］中医臨床のための方剤学

神戸中医学研究会編著　A5判並製　664頁　　　　　　　　定価 7,560円

中医方剤学の名著が大幅に増補改訂して復刊。復刊にあたり，内容を全面的に点検し直し，旧版で収載し漏れていた重要方剤や，清代の張錫純・鄭欽安の処方を新たに加えた。さらに，原典の引用では文章の読みやすさを心がけ全面的に手直ししたほか，引用文や解説を適宜，追加して内容を充実させた。

漢方方剤ハンドブック

菅沼伸・菅沼栄著　B5判並製　312頁　　　　　　　　定価 4,200円

日本の漢方エキス製剤と市販中成薬136方剤を解説。方剤の構成と適応する病理機序・適応症状の関係を図解し，臨床応用のヒントを提示する。